AF311736

122

T d 36.

T. 3/20.
D a

TRAITÉ

SUR LE

CATARRHE UTÉRIN.

CET OUVRAGE SE TROUVE

CHEZ

CREVOT, LIBRAIRE,
RUE DE L'ÉCOLE DE MÉDECINE, N° 3;

LADVOCAT, LIBRAIRE,
PALAIS-ROYAL, GALERIES DE BOIS.

———

DE L'IMPRIMERIE DE LACHEVARDIERE FILS,
SUCCESSEUR DE CELLOT, RUE DU COLOMBIER, N° 30.

TRAITÉ

SUR LE

CATARRHE UTÉRIN,

OU

LES FLEURS BLANCHES;

DE LEURS CAUSES, DE LEURS EFFETS, DE LEUR TRAITEMENT CURATIF,
ET DES MOYENS HYGIÉNIQUES PROPRES A LES PRÉVENIR;

PAR LE CHEVALIER

DUBOUCHET DE ROMANS,

DOCTEUR-MÉDECIN,

AUTEUR D'UN TRAITÉ SUR LES RÉTENTIONS D'URINE, MEMBRE ET CORRESPONDANT
DE PLUSIEURS SOCIÉTÉS SAVANTES NATIONALES ET ÉTRANGÈRES.

Morbi, absque causarum cognitione, nec præcaveri, nec feliciter curari possunt.

FERNEL.

S'attacher à bien reconnaître les causes premières des maladies, c'est la condition sans laquelle le médecin ne peut espérer de les guérir, et encore moins de les prévenir.

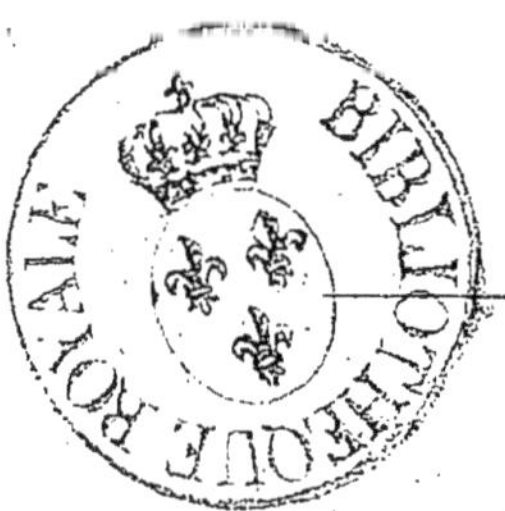

A PARIS,

CHEZ L'AUTEUR, RUE DE RICHELIEU, N° 67;
ET CHEZ BÉCHET JEUNE, LIBRAIRE,
PLACE DE L'ÉCOLE DE MÉDECINE, N° 4.

1825.

PRÉFACE.

En mettant au jour un ouvrage sur une des maladies qui affligent le plus l'humanité, nous avons cru rendre service à la science; au point où elle en est arrivée, rien de ce qui a trait à l'art sublime de guérir ne doit rester dans le vague. Cependant beaucoup d'auteurs anciens et modernes se sont occupés du catarrhe utéro-vaginal, et n'ont point encore indiqué un traite-ment thérapeutique convenable à cette affection, si redoutée généralement de toutes les femmes.

Sans avoir découvert une panacée universelle contre cette maladie, nous avons cherché à in-diquer aux médecins et à dicter aux malades une méthode de traitement qui nous a parfaite-ment réussi en plusieurs occasions; nous n'a-vons pas craint de citer aussi les cas où nos remèdes ont échoué. Nous nous sommes maintes fois étayés des observations de nos devanciers qui ont écrit et disserté longuement sur le catarrhe utérin ; nous avons souvent pressé le fruit et la fleur de leurs écrits pour en obtenir tout le suc nécessaire à notre ouvrage.

Dans ce travail, que nous devons à nos veilles, aurons-nous atteint le but que nous nous proposions d'obtenir ? Nous laissons le soin de prononcer au lecteur impartial, en nous recommandant toutefois à son indulgence.

TRAITÉ

SUR LE

CATARRHE UTÉRIN,

OU

LES FLEURS BLANCHES.

~~~~~~

INTRODUCTION.

C'est après une foule d'auteurs qui, tour à tour depuis Hippocrate, ont écrit sur cette maladie, que je me hasarde à prendre la plume : ce serait inutilement qu'on citerait les noms de ces auteurs, dont la plupart des ouvrages sont ensevelis pour jamais dans l'oubli, s'étant presque tous égarés dans la mer immense de l'erreur.

Les confondre tous serait une injustice ; il en existe quelques uns qui ont jeté quelque jour sur cette partie la plus reculée de la médecine : j'ai su les distinguer, me pénétrer de leurs écrits, et plusieurs fois mes lecteurs s'en apercevront ; car j'aurai, dans le cours de cet ouvrage, besoin de

1.
~~~~~~

les consulter. La monographie de Blatin sur les fleurs blanches, qui parut il y a environ vingt ans, aurait été parfaite, si, après avoir fait de longues dissertations sur cette affection, il n'eût pas partagé l'erreur des anciens, qui généralement regardaient la leucorrhée comme incurable.

Je ne chercherai point dans ce traité à établir des divisions et subdivisions à une maladie que l'on a désignée sous plusieurs noms, dont nous pourrons nous servir tour à tour pour éviter les répétitions fréquentes. Généralement cet écoulement, qui a lieu par le vagin, s'appelle fleurs ou pertes blanches; chaque auteur écrivant sur cette affection a voulu lui donner un nom différent, et aucun peut-être ne s'est appliqué à nous donner les moyens propres à guérir cette maladie, qui souvent en amène une foule d'autres bien plus terribles.

Sennert appelle cet écoulement *menstrues blanches;* Crotus, *flux de matrice;* Cullen, *ménorrhée blanche;* Astruc, *gonorrhée bénigne;* Swediaur, *blennorrhagie;* Morgagni, *coryza utérin.* Catarrhe ou coryza utérin sont les mots qui nous paraissent le mieux convenir à cette maladie; car comment donner le nom de *leucorrhée,* dérivé du grec λευκὸς *blanc,* et de ῥέω, *je coule,* ou bien de fleurs blanches, à un écoulement humoral qui,

dans chaque malade bien souvent, varie de couleur.

Indiquer l'époque où cette maladie a pris sa
source serait pour nous chose embarrassante.
Certains auteurs, un peu prévenus peut-être contre
le siècle présent, ont assuré que cette affection
était l'unique fruit de la corruption de nos mœurs;
mais Hippocrate, dans son *Traité sur les maladies des femmes*, nous avait fort bien décrit ce
que c'était que le catarrhe utérin, et nous prouve
clairement que de son temps la leucorrhée était
connue, et nous osons même avancer qu'il y a
plusieurs siècles qu'elle était tout aussi répandue
que de nos jours.

C'est depuis l'immortel vieillard de Cos, que
mille auteurs se sont jetés dans le vague des
conjectures pour s'efforcer de classer cette maladie, désigner ses symptômes, ses causes, son
siége, ses effets et son traitement. Plusieurs de
ces conditions ont été remplies, principalement
par Blatin : mais si le praticien y a trouvé un
aliment propre à satisfaire sa louable ambition
pour connaître toutes les sciences, le malade
n'en a pas ressenti le même avantage, car en
parcourant toutes les pages de cet écrit, il n'y a
pas trouvé un seul remède à sa maladie ; au contraire, à chaque ligne le découragement s'empa-

rait de lui, voyant le peu de ressource que pos-
sédait la médecine pour le tirer de la position
fâcheuse où il se trouvait.

Tout en nous attachant à réfuter les erreurs
dans lesquelles nos devanciers sont tombés, la
preuve sera toujours à côté de ce que nous avan-
cerons. Tout en citant les cas où les divers traitements que nous avons employés nous ont été
utiles, nous citerons aussi nos revers, persuadés
que c'est plutôt rendre service à la science de
les avouer, que de chercher à induire en erreur
en les cachant.

Les dix-septième et dix-huitième siècles ont été
féconds en ouvrages sur les pertes blanches: les
Trnka, Baillou, Neuter, Hoffmann, Morgagni,
Boëhmer, Lœlius A-fonte, Raulin, etc., ont
tour à tour écrit sur cette maladie; mais il est
fâcheux que presque tous ces auteurs se soient
répétés et copiés, et même surchargé leurs énor-
mes compilations de citations surannées, de
vieilles théories sur le catarrhe utérin ainsi que
sur son traitement. Blatin même n'est point
exempt de ce reproche.

Il est juste, avant d'entrer en matière, de rendre
hommage au talent du professeur Pinel, qui nous
a entretenus de cette maladie dans son cours pu-
blic, fait à la faculté de médecine de Paris, avec

cette perfection que l'on retrouve dans tous ses écrits, et notamment dans sa *Nosographie philosophique*; quoique nous ne partagions pas la même opinion au sujet des divisions à admettre pour classer les différentes sortes de leucorrhée, sa manière de voir n'en a pas moins été utile à la science, puisqu'elle a servi à débrouiller le chaos dans lequel se trouvait plongé le genre de maladie qui nous occupe aujourd'hui.

Ayant adopté dès le commencement de cet ouvrage la simplicité et la brièveté, nous avons jugé raisonnable de n'admettre que deux sortes de leucorrhée, aiguë et chronique. Nous nous attacherons aussi à décrire avec précision les causes, les symptômes, la marche et le traitement de cette affection. Les médecins qui nous liront et qui aiment les définitions compliquées, seront nécessairement obligés d'avoir recours aux auteurs anciens, qui ne les ont point épargnées. En cela, je diffère d'opinion avec le profond Condillac, qui nous dit que la perfection que l'on apporte dans les nomenclatures annonce celle des sciences : c'est en m'occupant du sujet que je traite aujourd'hui que j'ai changé d'avis, et me suis mis en opposition avec ce savant philosophe; car je vois que nulle maladie n'a subi autant de nomenclatures différentes, nulle maladie n'a été désignée sous autant de noms, et tous les creusets innombrables des auteurs qui ont écrit sur le catarrhe utérin ne nous ont amenés à aucun résultat satisfaisant.

Cependant, tout en faisant passer sous les yeux de nos lecteurs les principales variétés sous lesquelles le catarrhe utérin peut se montrer, nous nous sommes vu forcé d'en admettre une troisième espèce, qui demande un traitement tout différent de celui des deux premières; cette espèce est des plus fréquentes, et très importante à ne pas confondre ni avec le catarrhe aigu ni avec le chronique; elle devrait même être renfermée dans un cadre à part, car la leucorrhée syphilitique dont nous voulons parler est contagieuse, et ne doit point être prise pour un simple écoulement indolent utéro-vaginal.

Dans le premier chapitre, il est à propos d'entretenir nos lecteurs sur la partie qui est ordinairement le siége de cet écoulement, et de leur donner aussi quelque idée sur les membranes muqueuses qui sécrètent cette matière humorale que vulgairement dans le monde les femmes appellent fleurs ou pertes blanches.

CHAPITRE PREMIER.

Des membranes muqueuses qui tapissent le vagin chez la femme.

Les membranes muqueuses qui revêtent l'intérieur du vagin sont appelées, par les anatomistes, glanduleuses, à cause des follicules sans nombre qu'on y remarque ; elles occupent tous les organes creux, et les tapissent exactement, l'œil, les fosses nasales, le tube intestinal, les voies aériennes, l'estomac et la vessie, etc., etc. Leur surface libre présente donc des valvules, des plis et des rides formées par toute l'épaisseur de la membrane muqueuse appliquée sur elle-même ; les rides du vagin et du col de l'utérus présentent des enfoncements et des dépressions de divers genres, qui peuvent être accidentels et momentanés ; les petites éminences que l'anatomiste a pu remarquer à la surface des membranes muqueuses, et que l'on appelle papilles ou villosités, ne sont que des saillies formées par la membrane. Le professeur Béclard s'est servi d'un moyen fort ingénieux pour apercevoir bien distinctement ces villosités, aperçues par Fallope, et décrites par Helvétius ; il a pris une partie d'intestins non encore altérée par la putréfaction, il l'a ouverte avec beaucoup de précaution, l'a humectée de quelques gouttelettes d'eau jusqu'à ce que sa surface en fût entièrement recouverte, et l'a examinée ensuite avec une lentille qui en augmente d'environ quarante fois le diamètre (1).

« Je me sers encore, nous dit le même professeur dans son *Anatomie générale,* avec beaucoup d'avantage, pour faire cette observation et d'autres analogues, d'un petit appareil composé d'une sphère en verre de glace, d'un petit diamètre, ouverte dans un quart de sa surface, et d'une opercule un peu plus grande que l'ouverture, couverte d'une mince couche de cire ; en fixant la partie que l'on veut observer sur la cire avec de petites épingles, on la plonge dans l'eau, ainsi que la sphère ouverte, que l'on remplit de ce liquide, et qu'on appuie ensuite sur l'opercule ; on retire l'appareil, et l'on a alors la pièce que l'on veut examiner, recouverte d'une petite masse d'eau lenticulaire qui en augmente le diamètre. »

(1) *Anatomie générale,* page 252.

Le savant dont nous venons de rapporter les expériences, et qui a déjà rendu tant de services à la science par ses profondes recherches sur l'anatomie, nous assure, qu'examinées de cette manière, les villosités ne paraissent ni coniques ni cylindriques, ni canaliformes, ni même renflées au sommet, comme plusieurs auteurs l'avaient cru jusqu'alors, mais ressemblant bien plus à des laminules, dont le nombre est tel, qu'elles offrent l'image d'un gazon touffu.

Espèce de tissu spongieux, les membranes muqueuses varient d'épaisseur, selon l'endroit où elles sont placées : assez épaisses dans le palais, les fosses nasales et même le vagin, elles offrent une extrême ténuité dans les conduits excréteurs. Elles sont continues partout avec la peau ; l'une tapisse intérieurement, et l'autre extérieurement : sans cesse elles se trouvent en contact avec des corps qui peuvent l'irriter, soit qu'ils viennent du dehors ou qu'ils soient formés au dedans.

Aux orifices des cavités muqueuses l'épiderme est très visible, mais à une certaine profondeur il échappe à l'œil et au scalpel ; Haller nous assure, d'après les excrétions accidentelles, qu'il existe ; M. Béclard, déjà cité dans ce premier chapitre, en nous engageant à faire usage de la dissection, de la décoction et de la putréfaction pour séparer l'épiderme, nous assure ne l'avoir trouvé très distinct que jusqu'à l'œsophage, et finissant brusquement à la réunion de ce canal et de l'estomac ; nous-même nous l'avons tout-à-fait perdu à l'orifice de l'utérus. Concluons de là qu'il est très difficile de bien assigner ses véritables limites.

La membrane muqueuse est donc composée de trois feuillets distincts, épiderme, corps papillaires, et chorion. Les corps papillaires sont situés sous la membrane muqueuse, et forment la seconde couche ; et la troisième, très apparente à cause de son épaisseur dans le vagin, est le chorion : nous ferons cependant observer que dans les intestins cette dernière enveloppe est très mince, et qu'il faut apporter les plus grands soins à sa dissection pour l'apercevoir.

Les membranes muqueuses sont douées d'une sensibilité exquise, s'irritent et s'enflamment très facilement ; alors elles sécrètent plus ou moins abondamment ce fluide muqueux, visqueux et transparent, inodore et variant de couleur ; il est insoluble dans l'alcool et soluble dans les acides. Ce mucus est sécrété par des glandes assez difficiles à apercevoir par rapport à leur position ; la dissection les a cependant soumises à la vue, et nous-même nous les avons rencontrées squirrheuses chez une femme de cinquante ans, morte avec des fleurs blanches.

Ce fluide sécrété par les glandes muqueuses ressemble assez, par sa couleur et sa consistance, à une légère dissolution gommeuse, se colorant tour à tour, chez différents malades, en jaune, vert, blanc ou grisâtre, ou quelquefois même en noir. La nature chimique de ce fluide est peu connue ; elle a présenté tant de nuances différentes, que les Fourcroy, Vauquelin, Thénard, Orfila, Gay-Lussac et Barruel, malgré leurs recherches, n'ont jamais pu nous fournir des données précises à cet égard. La raison, il est vrai, en est simple et naturelle : les chimistes distingués que je viens de citer n'ont peut-être pas même tenté de le faire, ne pouvant recueillir ces fluides qu'extrêmement difficilement, toujours en petite quantité ; ajoutez à tout cela qu'il est probable que ces fluides, en contact avec l'air, perdraient de leur qualité première : de là les difficultés qui se présentent de pouvoir les analyser.

Les hémorrhagies sont très fréquentes à la surface des membranes muqueuses, par la quantité innombrable des vaisseaux sanguins qui viennent y aboutir, et qui ne sont absolument recouverts que par l'épiderme. Chez les individus d'un tempérament sanguin, les membranes muqueuses sont d'un rouge vermeil, les vaisseaux se trouvant presque toujours gorgés de sang ; il n'en est pas de même chez les personnes d'un tempérament nerveux et lymphatique : ces membranes sont alors d'un rose pâle, et par conséquent bien plus portées à sécréter cet écoulement humoral auquel nous sommes convenus de donner le nom de *fleurs* ou *pertes blanches*, *leucorrhée* ou *catarrhe utérin*.

Les membranes muqueuses exercent sur elles et sur leurs parties les plus éloignées, de très grandes sympathies ; c'est ce qui explique pourquoi la présence des vers dans les intestins produit du prurit dans la membrane muqueuse qui tapisse les fosses nasales, et que cette démangeaison se fait ressentir au bout du nez, de même qu'une sensation pénible et douloureuse se fait ressentir au bout de la verge quand des calculs se trouvent dans la vessie et viennent frapper contre le col de cet organe ; de même encore que l'odeur des aliments réveille notre appétit, et que l'on voit les muscles dartos se contracter et remonter les testicules vers les anneaux, lorsqu'on titille l'intérieur du canal de l'urètre avec une bougie.

L'air en contact avec les membranes muqueuses les blanchit et leur donne de la consistance, et même une espèce de dureté ; c'est ce qui s'est vu fréquemment dans les déplacements de matrice et la chute du rectum, quand on néglige de les réduire aussitôt. Exposés à l'air, le rectum et l'utérus acquièrent la densité de la peau, et c'est ce que l'on a vu chez une femme de vingt ans accouchant de son premier enfant, et à qui une sage-femme maladroite avait arraché avec beaucoup trop de force le placenta. Au même instant cette malheureuse entendit quelque chose se déchirer, éprouva une forte douleur, et quand elle voulut se lever, la matrice se renversa, sortit par la vulve, et était pendante au dehors, grosse environ comme le poing, enveloppée par le vagin ; son col, de la grosseur d'un pouce, ressemblait à un mamelon. On fit remettre la malade au lit, et on parvint sans peine à réduire la matrice ; mais quand la malade voulait se lever, aussitôt la matrice ressortait : elle en fut peu incommodée ; cependant elle tenait elle-même la matrice réduite pendant toute la nuit. Après avoir nourri pendant l'espace de dix-huit mois, ses règles reprirent, tantôt fortes, tantôt ne coulant que faiblement ; l'orifice utérin fournissait seul le flux menstruel, le vagin n'entrait pour rien dans cet écoulement. Étant devenue grosse une seconde fois, elle éprouva beaucoup d'incommodité de sa chute de matrice, qui restait constamment au dehors de la vulve pendant le jour, et qui ne rentrait que la nuit, jusqu'à ce que son développement ne lui permit plus de sortir; elle éprouva alors un sentiment de pesanteur vers le pubis et aux environs, jusqu'au septième mois de sa grossesse, auquel elle avorta. L'enfant vécut quatre ans, et fut allaité par sa mère Après les couches, l'utérus descendit de nouveau, mais plus bas que la première fois. En peu d'années, cette femme eut trois avortements de trois mois seulement, après des accès de colère; après chaque avortement, l'utérus descendait de plus en plus. Ces avortements furent suivies d'une leucorrhée qui dura six à sept ans, et n'était formée qu'à la surface du vagin; elle était si abondante, que la malade était obligée de se garnir de linge; les menstrues, au contraire, coulaient uniquement de l'orifice de l'utérus. La matrice devint douloureuse, et se tuméfia au point de ne pouvoir être réduite; elle resta hors de la vulve jusqu'en 1761, sans jamais rentrer : la malade, alors âgée de quarante à cinquante ans, cessa d'être réglée; le col de l'utérus avait acquis plus de volume, et s'était recouvert d'une

pellicule. La leucorrhée cessa ; la malade n'é-
prouvant d'autres incommodités que celles qu'oc-
casionait la chute de matrice depuis une tren-
taine d'années, négligea tout-à-fait, pendant dix
à douze ans, de la réduire. Parfois le froid ou la
fatigue faisaient gonfler l'utérus, qui prenait
alors la forme et le volume d'un scrotum, et présentait des rides à sa surface ; par son exposition
à l'air, sa membrane prit et la couleur et la densité de la peau. Lorsqu'on voulait replacer ce vis-
cère, il ressortait aussitôt. Du reste, cette femme
en était si peu incommodée, qu'elle semblait
n'avoir aucune maladie (1).

(1) J. Hill, *Comment. med.*, Edimburgi, pag. 88.

CHAPITRE II.

Du catarrhe utérin, ou pertes blanches.

Nous ne devons entretenir nos lecteurs que d'un seul objet dans cet ouvrage, du catarrhe utérin ; d'une seule phlegmasie des membranes muqueuses, celle qui tapisse l'organe utérin et l'intérieur du vagin. Si le catarrhe est à l'état aigu, l'écoulement humoral ou les fleurs blanches sont moins abondantes ; la surface de la membrane muqueuse est rouge, et le simple toucher est sensible aux malades, à tel point que l'on voit fréquemment des femmes, à cette première période de la maladie, refuser de se livrer au coït, cet acte leur procurant de vives douleurs. Il n'en est point ainsi lorsque la maladie est passée à cette période que nous sommes convenus d'appeler chronique : les parties génitales, la plupart du temps, ne sont point douloureuses ; la membrane est d'un pâle rose, et l'écoulement fort abondant, souvent, sans que l'intérieur du vagin, les grandes et petites lèvres soient tuméfiées et excoriées, comme cela arrive fréquemment lorsque la leucorrhée est à l'état aigu et tant soit peu violente.

La saison, le climat, les aliments et les habitudes influent plus qu'on ne pense sur cette maladie; les pays marécageux, l'automne, les habitations dans des appartements bas et humides, le séjour des grandes villes, contribuent puissamment à entretenir des fleurs blanches, si toutefois même ces choses ne se trouvent pas être les causes premières de cette affection dégoûtante.

En effet, quel est le praticien qui n'a pas été à portée de faire ces différentes remarques ; pour notre compte nous en avons un exemple récent. La mère et la fille arrivées du fond de leur province dans la capitale fort bien portantes l'une et l'autre, ayant été, par leur nouvelle position, obligées de changer totalement leurs habitudes et manière de vivre, n'ont pas tardé de se voir prises, à peu de distance l'une de l'autre, d'une leucorrhée que nous avons en peu de temps dissipée, mais que nous ne devons attribuer qu'à ce changement. Ceci ne paraîtra point surprenant aux yeux du lecteur, puisque chaque jour nous voyons les étrangers qui arrivent à Paris payer un tribut à l'eau de cette capitale, qui pendant plusieurs jours leur procure une légère in-

flammation de la membrane muqueuse intestinale, toujours suivie de diarrhée.

Les causes qui produisent le catarrhe utérin
n'ont jamais été bien connues ni définies ; je ne
parlerai donc pas des diverses opinions erronées
émises par d'anciens auteurs : laissons donc dans
l'oubli les rêves de Galien, sur la théorie des humeurs, et les Astruc et Raulin qui, dans leurs
nombreuses compilations ne savaient que se répéter, hérisser leurs dissertations de citations
et opinions surannées, et souvent d'une érudi-
tion surabondante.

Sera-ce dans la chimie ancienne et moderne
que nous serons obligés de rechercher les causes
de la leucorrhée ; tous les travaux des alchimis-
tes ont été inutiles, car ils s'en sont beaucoup
occupés, voulant tout expliquer avec les creusets
de leurs fourneaux, dans des temps plus reculés.
Contentons-nous avant de rechercher les causes
prochaines du catarrhe utérin, de bien établir
quelle est la partie organique qui est le siége
principal de cette maladie. Blatin nous dit « que
tous les effets résultants des différentes causes, se
réduisant à une augmentation ou à une diminution de ton de la membrane muqueuse, l'augmentation de ton portée jusqu'à l'inflammation,
détermine une sécrétion plus forte des fluides mu-

queux dans la partie irritée ; et dans le second
cas, cette diminution de ton fait que les organes
cèdent à l'impulsion des fluides, et alors il en
résulte des écoulements abondants qui semblent
n'être produits que par la surcharge de l'organe
ou par le défaut de résistance qu'il oppose. Quelquefois cette diminution de ton n'est que secon-
daire ; c'est lorsqu'elle est la suite d'une inflammation, ou, ce qui est la même chose, d'une
excitation trop forte suivie d'asthénie (1). » Nous
partageons là-dessus l'opinion de Blatin, tout en
avouant que rien n'a été jusqu'ici plus infructueux que les recherches faites sur les causes
prochaines du catarrhe utérin.

Les symptômes propres à la leucorrhée aiguë
sont un écoulement par la vulve, variable quant
à sa couleur, à sa densité et à sa quantité, puisqu'il peut être de quelques gouttes, jusqu'à un
verre ou deux par jour ; le plus souvent sa couleur tire sur le vert : une démangeaison accompagnée de chaleur se fait fortement sentir
dans le vagin ; l'hypogastre, les lombes, les cuisses et les jambes se ressentent aussi de pesanteur,
fatigue et douleurs gravatives ; si la malade veut

______

(1) Blatin, *Des fleurs blanches*, pag. 65.

marcher, un profond accablement la saisit et la force subitement à s'arrêter. Les fleurs blanches sont quelquefois accompagnées de fongosités, d'excoriations, ulcères et cancers du col utérin; chez certaines malades, des tiraillements d'estomac se font violemment sentir. Quant à l'écoulement humoral, il peut tour à tour changer de couleur, et subir même plusieurs nuances avec les différentes périodes de la maladie. Du septième au onzième jour, l'inflammation persiste et prend un caractère différent. Si l'on apporte un traitement prompt et efficace, le médecin peut espérer de s'en rendre facilement maître; si on la néglige, l'irrégularité dans la marche des symptômes se déclare : l'inflammation cessera, ne se montrera plus avec la même intensité; l'écoulement n'en persiste pas moins, passe à l'état chronique et devient beaucoup plus abondant. C'est alors que la maladie est plus sérieuse, par conséquent la guérison plus longue, plus difficile et quelquefois fort incertaine.

Dans la première période, la femme ressent à la vulve un prurit léger, augmentant chaque jour, et qui, à la fin, devient insupportable, suivi d'un écoulement visqueux, peu abondant d'abord, mais qui ne laisse pas de procurer aux malades des cuissons et des ardeurs d'urine très fortes.

La seconde période de cette affection donne lieu quelquefois à de la fièvre, sans que l'on soupçonne que les fleurs blanches dont la malade est atteinte en sont l'unique cause; cependant si, dès ce début, on consulte un praticien éclairé, qui apporte remède à son mal, elle sera promptement débarrassée d'une infirmité de peu d'importance en apparence, mais qui, par la suite, peut devenir sérieuse.

Dans la troisième période de la leucorrhée, les symptômes douloureux diminuent tout-à-fait; la matière qui bien souvent, dès le début, était jaunâtre ou verdâtre, prend une nouvelle couleur tirant sur le blanc: l'écoulement peut diminuer; quelquefois au contraire il augmente considérablement. Du vingtième au vingt-cinquième jour, l'écoulement peut bien disparaître tout-à-fait et reparaître de nouveau quelques jours après, sans cependant ramener avec lui des symptômes fâcheux.

Un traitement peut ôter toute crainte, tandis que, s'il est négligé, la leucorrhée persiste, passe à l'état chronique; c'est alors que les jours d'une mère, d'une épouse, se trouvent empoisonnés par une affection réputée généralement incurable. Si elles ne cherchent point à se débarrasser de ce cruel ennemi, la maladie devenant constitutionnelle, sera transmise, par les voies de la génération, aux enfants, qui apporteront en naissant le germe d'une foule de maladies.

C'est donc pour indiquer principalement aux jeunes praticiens un mode de traitement à cette maladie que je me suis décidé à écrire sur un sujet qui déjà a exercé tant de plumes savantes : les femmes qui subitement sont atteintes de fleurs blanches finissent toujours par consulter leur médecin sur cette affection pénible et bien souvent douloureuse ; mais leur vif désir n'a jamais été satisfait, ayant toujours reçu des personnes qu'elles consultaient cette réponse décourageante : *Gardez-vous de rien faire contre les fleurs blanches, respectez-les; elles sont salutaires et critiques; je n'ai aucun remède à vous donner.* La malade, un peu rassurée, continue sa manière de vivre, ne fait rien ; son état empire de jour en jour; elle maigrit et pâlit à vue d'œil, les aliments la dégoûtent, elle craint même de prendre le moindre exercice ; des ulcères, abcès ou cancers se forment au col utérin et deviennent incurables par la lenteur que l'on a apportée à mettre une barrière à ces différents cortéges de maux qui viennent assaillir les parties les plus délicates du corps de la femme.

La leucorrhée constitutionnelle présente à peu

près les mêmes symptômes et la même marche que la leucorrhée chronique ; c'est pourquoi, pour ne point nous écarter du plan que nous nous sommes tracé, nous n'avons point voulu les séparer, et établir entre elles des divisions. Chez les femmes attaquées de fleurs blanches, on trouve presque toujours le col de l'utérus gonflé, la matrice paraît plus volumineuse que dans l'état naturel, et c'est presque toujours chez les femmes atteintes de pertes blanches constitutionnelles que l'on rencontre les renversements de matrice. La pâleur du visage, des migraines fréquentes, et la mélancolie la plus profonde sont les principaux symptômes propres à cette maladie. L'approche des hommes paraît quelquefois insipide aux leucorrhoïques, et souvent très douloureuse ; toutes les parties du corps se ressentent de douleurs vagues, notamment les articulations et les reins ; on remarque généralement une débilité excessive du système musculaire, et la maigreur arrivant lentement, très sensible aux personnes qui connaissent les ravages qu'occasione le catarrhe utérin chronique. Hippocrate, cet auteur universel qu'il faut souvent citer, nous le dit très bien dans son ouvrage sur les maladies des femmes : *Cum fluor albus subortus fuerit, dolor imum ventrem, lumbos ac laterum*

inanitantes detinet; crura et manus intumescunt,
oculorum cava elevantur, et oculi humescunt, color
auriginosus et albus redditur, cumque deambulat
anhelatione corripitur. Les mains et les jambes
éprouvent des engourdissements; à la première
fatigue elles enflent; les yeux sont boursouflés;
la moindre marche les essouffle; et quelquefois,
à tous ces divers symptômes, dont les femmes
peuvent être atteintes partiellement, se joint
une constipation très opiniâtre.

On voit souvent des femmes dont le caractère
et le moral changent totalement avec cette maladie; nous en avons eu nous-mêmes des exemples frappants. Des femmes gaies et aimables, ai-
mant les plaisirs et la société, sont tout-à-coup
tombées dans une tristesse profonde, et ont fui
le monde pour s'enterrer dans la solitude. L'hypochondrie et la mélancolie sont des symptômes
fréquents du catarrhe utérin; souvent on a vu des
leucorrhoïques se ressentir, aux extrémités des
pieds, des mains, d'un froid glacial. Une dame
m'assurait que vers la saison la plus chaude de
l'année elle était obligée de se mettre, principalement la nuit, quelque chose de très chaud sous
la plante des pieds, sans quoi elle n'aurait pu
goûter les douceurs du sommeil un seul instant; dans la journée, elle éprouvait de fré-

quents frissons et des maux de tête très violents.

Une femme de quarante ans, d'une assez faible constitution, née d'une mère scorbutique, avait vécu, dans son bas âge, dans le dérèglement le plus complet ; par la suite, elle éprouva des chagrins qui l'affectèrent beaucoup, et la plongèrent dans la plus profonde hypochondrie ; ayant eu huit enfants, à chaque grossesse il lui survenait des varices très grosses et très nombreuses aux cuisses et aux jambes ; il lui parut un érysipèle aux cuisses, et des ulcères aux malléoles, qui rendaient une grande quantité de suppuration : on lui ouvrit un cautère à une jambe. Cette femme se plaignit que chaque fois que les ulcères ou le cautère commençaient à se cicatriser ou à tarir, elle éprouvait une espèce de transport de la matière vers l'abdomen, des angoisses très grandes à la région précordiale, une douleur gravative à l'épigastre, un froid glacial à l'hypogastre, non seulement reconnaissable au toucher, mais même que la malade ressentait en urinant et dans l'écoulement des menstrues : elle avait alors des fleurs blanches qui lui faisaient éprouver les mêmes sensations que si elle eût rendu de la neige fondue par la vulve.

Elle était soulagée par l'antimoine diaphorétique et les martiaux : après leur usage il lui survenait de la sueur, des déjections alvines, et son cautère suppurait davantage (1).

Voilà un exemple assez curieux et bien propre à confirmer ce que nous avons dit plus haut sur les différents symptômes que le catarrhe utérin peut affecter; heureux, je le répète, lorsqu'il se borne à un simple écoulement par le vagin, plus ou moins abondant, sans aucun autre symptôme fâcheux; mais malheureusement nous avons tous les jours la preuve du contraire : la leucorrhée est presque constamment suivie de douleurs fortes dans les aines, les lombes, le ventre et la vessie même, puisqu'on a vu des rétentions d'urine survenir chez des leucorrhoïques à la suite d'une inflammation vive de la matrice. Tous ces différents accidents seraient encore peu de chose si l'on y remédiait; mais laissant le catarrhe utérin chronique faire des progrès, peu à peu il devient la cause première des ulcères, abcès, tumeurs, polypes et cancers même de la matrice; ce n'est qu'alors que les malades reconnaissent qu'ils ont beaucoup trop long-temps négligé d'opposer une barrière à ces fléaux redoutables dont ils vont devenir les victimes. Tout récemment encore nous fûmes consultés par une jeune femme

---

(1) *Ephem. Naturæ curios.*, ann. 9, observ. 188.

de vingt-quatre ans, se plaignant de pertes blanches : toutes les glandes étaient extrêmement
engorgées, de même que les seins très gonflés,
douloureux au moindre toucher ; du reste elle
était bien réglée, n'avait jamais eu d'enfants.
Nous sommes parvenus, par un traitement approprié, à faire disparaître ces divers engorgements, à dissiper ensuite ces fleurs blanches, et à
rendre en peu de temps cette intéressante malade à la santé.

CHAPITRE III.

Soins à prendre dès le début du catarrhe utérin.

Dès qu'une femme s'aperçoit d'un léger écoulement, accompagné de prurit, suinté par la vulve, elle ne le doit point négliger, quoiqu'elle n'ait aucune crainte à avoir, sentant sa conduite à l'abri de tout reproche ; un traitement méthodique et bien dirigé fera disparaître, en vingt ou trente jours, sans accident, ces fleurs blanches. Si cependant elles étaient survenues à la suite d'une maladie quelconque, l'indication serait de les respecter pendant quelque temps au moins, étant salutaires à la malade ; mais il ne faudrait point les oublier totalement, comme certains médecins l'ont conseillé ; il y a toujours des précautions bonnes à prendre, et que nous indiquerons, soit pour diminuer la force de l'écoulement, ou pour paralyser ses effets.

Ces écoulements qui surviennent pendant ou à la suite d'une maladie sont appelés critiques ; ils ne présentent aucune intensité, et disparaissent quelquefois en peu de jours, sans même que les malades aient pris la moindre précaution, aient fait le moindre remède ; ces pertes blanches ont été fréquemment observées à la suite des couches.

Il n'en est point ainsi quand le catarrhe utérin a parcouru toutes ses différentes périodes, et qu'il est tout-à-fait chronique : la femme qui en est affligée se décide enfin à consulter sur son état, qui réclamerait les soins les plus minutieux ; mais beaucoup de femmes préfèrent vivre avec un pareil ennemi que de le combattre par une multitude de privations, surtout lorsqu'elles aperçoivent le peu de confiance que le médecin lui-même a en son traitement ; et disons-le ici à regret, il n'est que trop malheureusement vrai que tous les régimes et tous les remèdes ont très souvent échoué, la maladie étant arrivée à cette période de chronicité.

On nous objectera sans doute qu'il y a un grand nombre de personnes qui depuis fort long-temps ont des écoulements par le vagin, et qui n'ont jamais rien fait pour les dissiper ; on nous montrera des femmes qui, dès leur plus tendre enfance, sont sujettes à la leucorrhée, et qui n'ont jamais eu la moindre idée de faire part de leur état à un homme de l'art qui pût leur donner de

bons conseils et leur dicter un traitement convenable pour les débarrasser de cet écoulement
incommode. Il est vrai, il existe des personnes
qui se trouvent dans cette position, et chez qui,
je veux le croire, la santé n'a point été altérée par
cette maladie; mais si quelques femmes attaquées de la leucorrhée ont eu le bonheur d'arriver à un âge avancé sans ressentir ses funestes effets, combien est grande la multitude de celles
qui ont à se repentir de n'avoir rien fait dès le
principe pour se débarrasser d'une affection qui
maintenant empoisonne leur existence.

C'est ici le cas de citer l'exemple d'une leucorrhée héréditaire : cette intéressante observation
a été recueillie par Blatin ; elle servira à prouver
combien il est dangereux de garder d'anciennes
leucorrhées, et de ne pas apporter remède aux
nouvelles, lorsqu'il est si facile de le faire ;
elle servira aussi à confirmer ce que j'ai avancé
dans cet ouvrage, qu'une mère leucorrhoïque
mettra infailliblement au jour des enfants qui
auront à redouter les tristes suites de cette
maladie.

Marie-Louise Plessis, âgée de quarante-quatre
ans, dont la mère était valétudinaire, et avait
des fleurs blanches habituelles, en eut elle-
même dès son plus bas âge ; si cette maladie fut

héréditaire, la conduite de ses parents ne put la faire soupçonner vénérienne.

Elle fut menstruée à quatorze ans avec des douleurs violentes, et par suite avec beaucoup d'irrégulalité. Chaque période menstruelle était précédée de gonflement douloureux des seins avec des tumeurs dures plus ou moins nombreuses. A ces époques, les fleurs blanches, qui dès le bas âge avaient été presque continuelles, augmentèrent considérablement : cependant, en général peu incommodée, elle s'occupait très sédentairement à filer du coton dans une salle basse peu éclairée, et elle vivait dans la pénurie. L'état de maladie presque habituel de sa mère, et un caractère que cet état rendait insupportable, firent passer tristement à cette personne le temps de sa jeunésse.

Elle était à sa vingt-troisième annéc lorsque sa mère mourut asphyxiée par le charbon. Par cette circonstance, changement de scène. Se trouvant alors en pleine liberté, elle s'abandonna à des écarts de tous genres : pendant huit à neuf ans elle fit un métier qu'un âge plus mûr et la flétrissure de ses charmes lui firent ensuite abandonner. Au temps de ses débauches, sa leucorrhée qui, en général, était moins abondante qu'avant, changea plusieurs fois de nature,

et fut traitée comme vénérienne. L'écoulement
était en petite quantité et de différentes couleurs ; il faisait éprouver un sentiment d'ardeur
dans le vagin , et une gêne extrême dans la
profession qu'exerçait la malade.

A trente-deux ou trente-trois ans , vivant avec
plus de retenue, mais dans une misère extrême,
elle entra plusieurs fois dans les hôpitaux
plus pour la nourriture que pour les médicaments. Ses fleurs blanches étaient alors excessives , surtout aux époques des menstrues , qui
commençaient déjà à être très irrégulières quant
à la quantité , à la durée , aux retours.

A trente-cinq ans, elle se mit blanchisseuse
journalière : les premiers mois de cet état lui
furent très pénibles. La leucorrhée qui coulait
alors par torrents l'obligea de l'abandonner (1) :
l'indigence la força de le reprendre , après un
séjour de trois ou quatre mois à l'Hôtel-Dieu ;
elle s'y habitua insensiblement , et finit par n'en
éprouver que peu d'incommodité.

La leucorrhée habituelle devint sujette à des
anomalies qui rendaient la maladie plus fâ-

(1) Je dois faire remarquer que les professions qui exigent
que les femmes aient les pieds ou les mains continuellement
dans l'eau, prédisposent singulièrement aux fleurs blanches.
Note de l'auteur.

cheuse. Tantôt l'écoulement se supprimait pendant plusieurs jours, alors la malade perdait l'appétit ; elle avait des suffocations, des vertiges, une douleur gravative sous l'hypochondre gauche qu'elle sentait s'élever ; elle eut plusieurs fois des palpitations à la région précordiale, d'autres fois un battement fort irrégulier au-dessus du pubis, et toujours un sentiment de chaleur dans le vagin : ces symptômes ne se dissipaient qu'au retour de l'écoulement.

De quarante-un à quarante-trois ans, temps critique très orageux, passé presqu'en entier dans les hôpitaux à différentes reprises. Depuis, débilité extrême, tristesse et dégoût de la vie, douleurs vagues, insomnie, état mélancolique bien prononcé, tumeurs douloureuses aux seins, m'ayant paru prendre un volume variablement plus ou moins grand, en raison inverse de la quantité de ses fleurs blanches. Ces dernières ont été excessives pendant les jours brumeux de l'automne de l'an 8.

La malade a la figure très pâle et bouffie, les yeux ternes, et la vue très faible ; les parties ordinairement frappées de la contagion vénérienne, ne présentent aucune trace de cette maladie ; la bouche, armée de quelques dents, n'offre ni cicatrice, ni carie ; la respiration est essoufflée au

moindre mouvement ; les seins flétris laissent
sentir sous les doigts des tumeurs mobiles, in-
dolentes, inégales. L'abdomen ne diffère de l'état
naturel que par un peu de gonflement ; la malade est habituellement constipée ; les organes
sexuels extérieurs sont mous et flétris, d'une
couleur rouge et comme excoriés jusqu'à la partie
supérieure des cuisses. Le vagin n'offre ni ulcération ni cicatrice reconnaissable au toucher,
mais plusieurs boursouflements. Le col de la
matrice est mou, pâteux et volumineux ; son
orifice béant se présente à deux pouces de profondeur seulement ; la matrice volumineuse,
mobile, est un peu inclinée à droite ; les membres
sont grêles, surtout les abdominaux ; il y a de
l'empâtement à la jambe et au pied droit, et une
lenteur extrême des mouvements et des facultés
intellectuelles : tel est l'état désespérant où se
trouve la malade (1).

Blatin, dans cette observation, nous fait voir
successivement tous les différents degrés du catarrhe utérin, et les ravages qu'il a causés sur
une malheureuse dont il ne rapporte pas quelle
a été la fin ; mais le lecteur se figure de suite
quelles sont les angoisses et les douleurs dont
elle a dû être la victime au lit de mort.

(1) Blatin, *Du catarrhe utérin*, pag. 289, observ. 51.

Une multitude de causes variées peuvent amener ces pertes; l'injection de certaines substances
dans le corps , et même l'usage journalier de certaines boissons , ont fini par donner à des femmes des fleurs blanches. Raulin nous dit, dans son
Traité sur les fleurs blanches , que deux dames
françaises eurent, tout le temps de leur séjour à
Vienne en Autriche , un écoulement jaunâtre par
la vulve ; elles l'attribuaient aux eaux de cette
capitale : leur prompt retour en France les gué-
rit tout-à-fait. Stahl nous affirme aussi que le
lait pris en quantité par de jeunes filles , leur
procura des fleurs blanches , et qu'en leur dé-
fendant complètement l'usage de ce liquide , il
les a vues subitement cesser. Nous nous permet-
trons de n'avoir que peu de confiance en cette
observation de Stahl : je doute que le lait puisse
procurer une leucorrhée. Cet auteur n'aurait-il
pas été trompé par de fausses apparences ? et
d'autres causes qui lui ont été cachées , n'au-
raient-elles pas pu déterminer ces pertes blanches chez ces jeunes personnes , par exemple
la masturbation à laquelle , en général , les jeunes filles se livrent avec un si honteux acharne-
ment ; et qui plus tard leur procure une si dégoûtante maladie.

L'irrégularité des règles donne aussi très souvent des fleurs blanches ; Stahl, dont je viens de parler, nous en cite encore plusieurs exemples, entre autres celui d'une jeune femme de vingt-deux ans qui perdit son mari après deux ans de mariage. En ayant éprouvé beaucoup de chagrin, elle ressentait à l'approche de ses règles des lassitudes dans tout le corps, avec un sentiment de tension violente, d'oppression et de pesanteur, puis de grandes douleurs à l'hypogastre ; peu à peu elle vit ses règles diminuer, et les douleurs n'en devenaient que plus fortes à mesure qu'elles disparaissaient ; sur la fin de l'écoulement périodique, un autre, d'un blanc muqueux survenait. Les douleurs qu'elle éprouvait augmentèrent encore d'intensité ; elle en fut très alarmée ; plus l'écoulement augmentait, et plus les douleurs se faisaient ressentir vivement ; chaque jour, l'hypogastre devenait plus sensible à la moindre pression ; les lassitudes dans les jambes étaient si fortes, qu'elle ne pouvait plus faire un seul pas : les jambes lui refusaient le service. A tous ces symptômes un dégoût profond pour les aliments s'empara de cette infortunée, qui sourdement se vit enlevée à la vie. Elle n'usait que d'aliments indigestes ; la face était pâle et bouffie, les yeux gonflés et cernés par un cercle noir et livide. Peu à peu elle tomba dans un état de marasme effrayant qui mit fin à une existence pénible et des plus douloureuses.

Depuis long-temps tous les praticiens ont généralement voulu rapporter cette maladie à un dérangement des systèmes gastriques ; aussi rien de plus fréquent que d'entendre dire aux médecins consultés sur cette maladie : *Vous avez un mauvais estomac*, et la preuve que l'on met sans cesse en avant pour prouver cette assertion qui n'est rien moins que fausse, est que toutes les femmes sujettes à la leucorrhée sont sans appétit, et ne mangent jamais que des aliments indigestes et essentiellement nuisibles à leur position. Je partage une partie de cette opinion, et suis persuadé que ce mauvais régime peut bien contribuer à entretenir cet écoulement habituel, incommode et souvent douloureux. Mais cependant je dirai aussi qu'il est absurde de vouloir à toute force que ce soit ce mauvais estomac qui ait procuré des pertes blanches ; la meilleure raison à donner pour soutenir notre opinion, est que tous les jours nous voyons des femmes très bien-constituées, ayant un bon estomac, menant une vie sobre quant à la nourriture, et qui cependant se trouvent sujettes à la leucorrhée ; mais gardant cette maladie, à la longue elles ont fini par perdre le repos et leur appétit. Sans cesse tourmentées par cet écoulement, elles n'ont plus suivi le régime salutaire qui leur aurait été si convenable surtout dans leur position actuelle; ne consultant plus que leur caprice et leur goût, l'injection dans l'estomac des stimulants et mets épicés de toute espèce, à la longue a affaibli tellement le système gastrique, qu'à des fleurs blanches abondantes s'est jointe une débilité de l'estomac telle que ces leucorrhoïques se trouvent dans un amaigrissement vraiment alarmant.

La frayeur et les chagrins profonds, les affections morales vives ont souvent·instantanément procuré aux femmes des fleurs blanches. Une dame de qualité, nous dit Raulin, fut tellement affligée de la perte de son mari que le lendemain même de sa mort il lui survint un écoulement blanc par le vagin, qui, quelque temps après, disparut et reparut ensuite de nouveau; d'abord inodore, sans souffrance grave, il dégénéra en suppuration extrêmement fétide, qui nécessairement devait annoncer la présence d'un ulcère de matrice; et en effet l'odeur fétide doit toujours faire soupçonner au médecin qu'il existe quelques lésions organiques du col utérin ; cet écoulement qui varie par l'odeur, comme par la couleur et la qualiié, donne aussi des indices certains au praticien qui a des connaissances profondes sur cette maladie. A l'odeur seule, des auteurs anciens nous disent que l'on doit reconnaître si l'écoulement provient de la présence de vers ascarides., ou d'un ulcère.

Je fus appelé à donner des soins à une actrice d'un de nos théâtres de Paris., qui depuis deux ans avait un écoulement des plus abondants, auquel elle ne fit dès le début que fort peu d'attention , ne s'en trouvant pas fortement incommodée ; cependant c'était à sa seule présence qu'elle attribuait des migraines fréquentes , ainsi que les tiraillements d'estomac et borborygmes qu'elle éprouvait depuis quelque temps , et qui, loin de cesser, ne faisaient qu'augmenter tous les jours.

Désirant vivement se débarrasser de cette affection dégoûtante, elle se décida à me consulter, bien résolue, si je lui faisais entrevoir guérison, de suivre exactement mes conseils. L'écoulement était excessif à cette époque ; il était d'un jaune verdâtre, et si abondant , surtout lorsqu'elle avait cohabité avec un homme, que pendant plusieurs jours elle était obligée de se tenir garnie comme si elle avait ses règles ; depuis plusieurs mois elle portait constamment un bandage en T, sans quoi elle aurait taché son plancher, tant l'écoulement était abondant. Le soir, les linges,

quelquefois renouvelés deux fois par jour, n'en
étaient pas moins percés de part en part.

La première défense que je fis à notre malade
fut tout contact avec un homme, voyant l'effet
prompt que l'acte vénérien imprimait à son état
maladif; j'eus soin encore de l'empêcher de se
laver avec de l'eau chaude, comme elle avait l'habitude de le faire depuis un an, jusqu'à cinq fois
par jour, croyant que cela ne pouvait que lui être
salutaire. Je ne lui fis plus faire que des lotions
sur les parties génitales avec de l'eau vinée, répétées plusieurs fois pendant la journée; sans lui
prescrire un régime trop sévère sous le rapport
des aliments, je l'engageai fortement à ne plus
faire usage que de viandes blanches, à prendre
de bons consommés, et lui permis même de faire
usage quelquefois à ses repas d'un verre de vin
de Malaga; je ne lui ai fait faire que très peu
d'injections dans le vagin; mais, soit que les
malades dépassent toujours les règles prescrites
par le médecin, soit encore chez cette malade la
grande envie de guérir, elle fit quelques injections de plus que je ne lui avais prescrit, s'ap-
percevant bien que c'était la seule chose qui
contribuait puissamment à faire cesser ses
fleurs blanches; faisant peu d'attention à l'écoulement menstruel qui, chez elle, depuis quelques

mois, était fort irrégulier. Elle ne le vit point reparaître pendant près de trois mois. Je lui fis cesser toute espèce d'injections, sentant bien qu'elles ne pouvaient que lui être nuisibles plutôt qu'utiles ; j'avoue même que je ne m'en sers qu'avec la plus grande réserve, depuis que le savant docteur Larrey m'en a plusieurs fois fait observer tous les inconvénients. Voyant l'état satisfaisant de ma malade, après si peu de temps de régime et de soins, je crus qu'il n'y aurait point de mal à lui prescrire un traitement à l'intérieur, en même temps que nous agissions à l'extérieur. Je lui fis faire des frictions avec la pommade mercurielle double, au pubis, sur les glandes inguinales, et aux entre-cuisses qui étaient fort douloureuses ; à l'intérieur, elle prit pendant quinze jours quelques pilules où cette substance entrait en faible dose ; elle les supportait parfaitement, et elles eurent l'avantage de lui tenir le ventre libre, sans lui procurer la moindre colique, quoiqu'elle y fût auparavant très sujette. Les grandes lèvres, qui étaient très engorgées et dures au toucher, peu à peu reprirent leur état naturel au moyen des frictions ; les règles reparurent, et l'écoulement avait sensiblement diminué.

Toutes les personnes qui environnaient cette

jeune personne, étaient alarmées sur sa position. Son caractère était méconnaissable : l'inquiétude dans laquelle elle était plongée, la rendait acariâtre, brusque et colère. Avec le régime
et le traitement que nous lui avons prescrit, elle
est peu à peu revenue à la santé ; les bains d'eau
minérale sulfureuse lui ont été très utiles ; le
temps qu'elle a passé à la campagne, éloignée de
Paris et du théâtre, a été pour elle un temps bien
favorable. Là, elle a vu ses maux de tête se dissiper ; ses tiraillements d'estomac sont partis ;
elle a repris de l'appétit ; une espèce d'embonpoint est venu, pour ainsi dire, remplacer l'état
de maigreur excessive dans laquelle elle était
tombée ; aux pâles couleurs en ont succédé de
fraîches et vives : et cependant, à travers tout ce
changement, notre malade voit encore de temps
en temps son écoulement leucorrhoïque revenir,
mais dans des proportions si différentes de ce qu'il
était autrefois, qu'à peine y fait-elle attention.

Nous avons cru alors pouvoir ordonner à notre
malade une préparation particulière, à laquelle
nous donnons le nom de liqueur ou vin contre
les fleurs blanches ; cette liqueur nous a été déjà
fort utile : les substances amères et toniques qui
en font la base, telles que la gentiane, l'enula-
campana, safran, fleurs d'oranger et de romarin,

quinquina et cannelle concassés, vin blanc, alcool
et même la teinture d'iode que nous y ajoutons
quelquefois à faible dose : toutes ces substances
réunies donnent de suite au praticien un aperçu
des vertus héroïques de notre préparation. La
malade en prenait un petit verre à liqueur soir
et matin, et dans moins de trois semaines l'écoulement disparut entièrement, et ne s'est plus
reproduit depuis un an environ que notre jeune
actrice est guérie, à sa grande satisfaction.

Tout nous porte à croire que cette malade
dont nous venons de rapporter l'observation sera
débarrassée pendant long-temps d'une maladie
qui avait fait chez elle tant de ravages. Cependant, si elle n'évitait pas soigneusement les causes
qui l'ont produite, et continuait, soit à faire des
excès dans le coït, soit à prolonger ses veilles,
et même à passer des nuits ; si encore elle reprend
ces repas copieux qu'elle avait l'habitude de faire
à minuit, je ne lui répondrais pas qu'elle ne soit
de nouveau attaquée de leucorrhée. Mais nous
croyons aussi qu'elle peut être tranquille si elle
suit de point en point le régime hygiénique que
nous lui avons tracé, et si elle s'abstient d'une
foule de petites choses propres à amener cette
infirmité, et qui ne doivent point être un sa-
crifice pour une personne raisonnable.

Bien des médecins, en lisant cette observation, tiendront le langage qu'un praticien fort instruit m'a déjà tenu, lorsque je lui communiquai cet ouvrage : que j'ai eu, sans m'en douter, une leucorrhée syphilitique à traiter. La chose peut être possible : rien cependant ne pouvait me faire soupçonner un virus vénérien ; c'est pourquoi je me garde de prononcer, n'ayant pas eu les données satisfaisantes que j'aurais désiré avoir sur cette affection qui a parcouru une marche aussi extraordinaire. Je suis cependant persuadé que les excès dans le coït ont pu entrer pour beaucoup dans ce catarrhe utérin.

Les signes certains pour reconnaître si une leucorrhée est, ou n'est pas syphilitique, sont extrêmement difficiles ; aussi, les femmes du peuple le savent si bien, que journellement elles viennent aux consultations que font dans les hôpitaux nos praticiens les plus distingués, et ne manquent jamais de dire qu'elles ont des fleurs blanches, quand leur conduite leur donne la certitude du contraire.

Des auteurs anciens ont voulu, d'après l'inspection des parties génitales, établir une distinction entre les deux affections. Ils admettaient généralement, que l'écoulement syphilitique bornait ordinairement son siége aux

grandes lèvres, et surtout aux environs du clitoris (Graff nous dit : *Si quidem meatus urinarii
exitum circumsistantes partes, in quibus lacunarum exitus terminantur, mucosa quadam materia
obsessas, ac interdum exulceratas, reperies.*) (1)
Le contraire, selon l'auteur, existait pour les
fleurs blanches, il admettait, ainsi que plusieurs
autres auteurs, qu'elles partaient du col utérin
et de la matrice, et non pas de l'intérieur du
vagin : ce diagnostic ne se serait point vérifié dans
l'observation que je viens de citer, ainsi que
dans une multitude d'autres que j'ai été à même
d'observer ; car, après un examen attentif, j'ai
pu m'assurer parfaitement que cet écoulement
était particulièrement suinté par l'intérieur du
vagin et le col de l'utérus. Les grandes lèvres,
clitoris et méat urinaire étaient tous dans un état
naturel ; aucune cuisson ne se faisait sentir en
urinant, et aucun aspect inflammatoire n'environnait ces parties que l'on a regardées comme
devant être le siége de la leucorrhée syphilitique.

Quant à l'écoulement verdâtre, désigné
comme un signe certain de virus vénérien par
un grand nombre d'auteurs, je dirai que cette
opinion erronée n'est fondée sur aucune obser

(1) *De mulier. organ. gener.*

vation, et qu'il s'est présenté plusieurs fois à
notre pratique, des femmes ayant des écoulements qui avaient une couleur verdâtre, et chez
qui nous ne pouvions suspecter qu'un simple ca-
tharre utérin ; d'autres fois encore cet écoulement nous a paru jaune, grisâtre, semblable à
une dissolution de gomme un peu épaisse, et
d'autres fois encore nous l'avons rencontré noirâtre.

L'exemple suivant servira encore à nous prouver que les fleurs blanches ne sont pas toujours
le résultat de causes appréciables et connues.
Une jeune personne de dix-huit ans, nous dit
Raulin, n'ayant jamais quitté sa mère, qui de
son côté était constamment avec elle, ayant des
marques certaines de virginité, fut prise subitement de fortes chaleurs aux parties génitales,
cuissons et douleurs vives, qui l'empêchèrent
pendant deux jours de fermer l'œil : elle ne pouvait à peine marcher ni même se tenir assise.
Soit crainte, soit pudeur, elle crut devoir dissimuler son mal, mais enfin la douleur l'emporta ;
et, soumise à l'examen du praticien à qui nous
avons emprunté cette observation, il trouva toute
la membrane muqueuse vaginale boursouflée,
enflammée et recouverte d'une humeur purulente très abondante, surtout dans certains points

légèrement ulcérés : la maladie céda en peu de temps aux délayants, à la saignée, aux fomenta-tions et aux bains (1).

La quantité de la matière sécrétée dans le catarrhe utérin varie singulièrement ; quant à la saveur, elle n'a jamais été bien connue. L'écoulement, comme je l'ai déjà dit, varie beaucoup de couleur ; il se montre tour à tour sanieux, sanguinolent et purulent, sans être cependant toujours le signe d'ulcères ou cancers de matrice comme plusieurs praticiens l'ont avancé et cru. On a vu la matière de l'écoulement sortir avec force du vagin et être écumeuse. Littre nous dit avoir remarqué qu'un fluide gazeux, aériforme, a été rejeté au dehors de la vulve avec explosion en même temps que la matière. Ce fait paraît assez curieux : Blatin nous en cite un dans son excellent Traité sur les fleurs blanches, qui mérite d'être rapporté.

Uue femme de trente-trois ans, d'un tempérament cacochyme, avait une leucorrhée qui alternait avec ses menstrues. Ces dernières étaient très irrégulières, et se supprimèrent ensuite. La leucorrhée s'arrêta ; la malade conçut de l'inquiétude, et malgré cela elle cacha son indispo-

____

(1) Raulin, *Traité des fleurs blanches.*

sition. Elle eut des mouvements fébriles., des vomissements ; elle perdit l'appétit ; elle éprouva
un sentiment de tension au dos, au cardia, à la
région précordiale, des lassitudes dans les membres ; des maux de tête, etc. : quelquefois des
vomissements spontanés la soulagèrent ; on les
provoqua ensuite par différents moyens. Huit
jours après, il survint une fièvre pituiteuse
(bouche pâteuse, urines troubles et un peu muqueuses, excitant un peu d'ardeur, légère altération, anxiétés vers le soir, sueurs nocturnes,
nuits laborieuses, sentiment d'ardeur dans l'abdomen et à la région hypogastrique, douleurs
dans les membres se dissipant au retour du jour,
constipation). Les urines étaient décolorées, et
présentaient beaucoup de flocons que l'on re-
garda comme le produit de la suppression des
fleurs blanches : on administra les pilules balsa-
miques laxatives, la teinture d'antimoine, l'es-
sence de racine de pimprenelle blanche. Quelques heures après, il sortit, par la vulve, des vents
avec sifflement. Le soir, la malade éprouva des
douleurs qui simulaient l'enfantement, et il y
eut une nouvelle explosion aériforme. Pendant
la nuit, l'hypogastre s'éleva, et il présentait parfois des tumeurs inégales de la grosseur du poing,
et la malade y éprouvait une ardeur considé-

rable. Vers le quatorzième jour, la leucorrhée reparut après des alternatives de chaleur et de frissons; de légères douleurs autour de l'ombilic, mais vagues et poignantes vers la poitrine. Il survint une petite diarrhée séro-muqueuse qui dura pendant quarante-huit heures, avec de grandes expulsions de vents, et diminution de la douleur des lombes et des membres. Pendant que la diarrhée avait lieu, la malade appliqua sur l'épigastre de la mie de pain trempée dans du vin aromatique; il survint en même temps au sommet de la tête, des douleurs violentes qui se dissipèrent sitôt qu'on eut ôté le topique. La leucorrhée, qui avait paru depuis un mois, était toujours accompagnée de la fièvre pituiteuse. Il se manifesta de nouveau de grands troubles dans l'abdomen, suivis d'expulsion de vents par l'anus et par la vulve. Les layements ramenèrent le calme, et il se manifesta une large tache pourpre sur la poitrine, et une éruption sur toute l'étendue des membres inférieurs; elle se dissipa sur ces dernières parties pour se porter vers les bras, où elle produisit un sentiment de prurit et d'ardeur très incommode. Ces parties furent paralysées et s'atrophièrent. Les douleurs s'apaisèrent, mais la paralysie persista encore long-temps, et se dissipa ensuite après des sueurs générales abondantes. Parfois la paralysie revenait lorsque la malade, en s'exposant au froid, arrêtait ses sueurs. Il parut plusieurs éruptions aux bras, et il resta des nodosités au métacarpe, et parfois un fourmillement dans les doigts. Après beaucoup de remèdes, les règles se rétablirent, et les fleurs blanches continuèrent de couler (1).

D'autres fois un écoulement fétide a été entretenu par la présence de vers ascarides dans le vagin : un prurit très douloureux se joint ordinairement à cet écoulement occasioné par des lombricoïdes. Moriceau nous rapporte qu'une femme de cinquante ans, après une aménorrhée de deux ans, eut pendant sept mois des pertes très considérables ; il lui survint un ulcère utérin, qui amena un écoulement très abondant, sanieux et variant de couleur ; peu de temps après il entraîna des pelotons de vers ascarides vivants, de la grosseur environ d'un grain d'orge ; cette femme ne survécut pas à son ulcère de matrice, elle mourut au bout de six mois (2).

Dans le mois d'octobre 1823, je fus consulté

(1) *Annal. Vratislaviensia*, tentam. 25, ann. 1723. Obs. extraite de Blatin.

(2) *Art des accouchements*, observat. chirurgicales, 21e observ.

par la femme Lieutaud, blanchisseuse, âgée de quarante-cinq ans, et qui depuis environ un an éprouvait dans la matrice des démangeaisons très vives à la suite d'un écoulement fort ancien, qui, jusqu'à ce jour, ne l'avait point encore sensiblement incommodée. Voyant qu'il augmentait depuis l'époque où elle s'était pour la première fois aperçue de cuissons et démangeaisons, elle se décida à me consulter sur le conseil d'une personne qui avait été déjà traitée par moi ; elle voulait, disait-elle, promptement remédier à son état, qui, à mesure que le temps avançait, devenait plus fâcheux : elle n'était plus réglée. Après lui avoir fait expliquer quelle était la nature de son mal et de ses douleurs, je voulus explorer le vagin et le col de la matrice avec le *speculum uteri*, pour m'assurer s'il n'existait pas quelque ulcère profondément caché ; car l'écoulement abondant, et qui sortait quelquefois par flocon de la vulve, était purulent et fétide. Ce fut après un mois de traitement qu'elle rendit dans ces paquets floconneux une quantité étonnante de lombricoïdes ayant le corps blanchâtre, fusiforme, et terminés en espèce de pointes dans chaque extrémité. Je lui faisais faire quelques injections amères légèrement astringentes dans le vagin, à l'intérieur et à l'extérieur. Je fis

usage des mercuriaux, et la liqueur dont j'ai
déjà parlé acheva de dissiper presque entièrement cet écoulement âcre et fétide, qui présentait des caractères tout-à-fait redoutables, et
bien faits pour effrayer le praticien lui-même
sur le sort de cette femme. Quant aux injections
particulièrement composées avec le quinquina,
elles ont, je pense, puissamment contribué à
faire disparaître les ascarides. Ce traitement bien
dirigé n'a nullement compromis les jours de la
femme Lieutaud : je puis assurer qu'au moment
où j'écris elle est très bien portante.

CHAPITRE IV.

Un mot sur les propriétés chimiques et physiques de l'écoulement leucorrhoïque.

Malgré les progrès rapides de la chimie et de la physique, nous ne savons encore rien sur la nature des principes constituants du sujet qui nous occupe, et que toutes les personnes qui en sont atteintes sont habituées de regarder comme un bénéfice de la nature. Pourquoi nos savants chimistes n'ont-ils pas trouvé dans l'analyse du fluide leucorrhoïque, un stimulant assez puisant pour les porter à s'en occuper? Combien la médecine leur devrait de la reconnaissance si, par cet important travail, ils mettaient le praticien à même d'avoir un pronostic certain sur la nature de cette maladie; alors il agirait toujours avec connaissance de cause ; l'écoulement bénin ne serait point traité comme le contagieux; la santé du malade ne serait point altérée par les médicaments actifs, qui bien souvent ont été mis en usage sans donnée certaine sur la nature du mal. Espérons donc qu'un jour viendra où les Thenard, les Orfila, les Gay-Lussac, les Vauquelin et tant d'autres savants s'occuperont de ce travail intéressant, et nous donneront des données sûres sur la connaissance de cette maladie; alors aussi seulement nous agirons avec connaissance de cause, et la malade qui se présenterait astucieusement dans notre cabinet pour venir nous consulter, et nous induire en erreur sur la nature de son mal, serait forcée de laisser tomber le masque dont elle se couvrait vainement pour nous en imposer.

Guidés par la connaissance positive des propriétés physiques qui caractérisent les divers fluides leucorrhoïques, nous serions en garde sur toutes les versions que tant de femmes accoutumées à tromper viendraient nous faire. Nous faisons donc des vœux bien sincères pour que cette analyse soit faite, et nous osons prédire au savant qui l'entreprendra, qu'un ample tribut de reconnaissance sera la douce récompense que tous les praticiens éclairés lui accorderont. Pour nous, nous nous estimerions heureux si jamais cet ouvrage tombait entre les mains de quelqu'un d'entre eux, et le décidait à entreprendre un semblable travail. Nous ne nous dissimulons pas les difficultés qu'il y a à surmonter pour obtenir un résultat favorable ; mais nous savons aussi que plus il est difficile d'y atteindre, plus il est glorieux d'y parvenir, et, avec de la patience et de la persévérance, assurément on triompherait des obstacles.

CHAPITRE V.

Des parties qui sont le siége de l'écoulement leucorrhoïque.

A tous les âges la femme peut être sujette à la leucorrhée, et cette fois-ci je ne partagerai pas l'opinion du père de la médecine, qui dit : « que » les jeunes filles sont plus sujettes au catarrhe » utérin que les femmes âgées (1). » On voit cette maladie aussi fréquente dans la jeunesse que dans l'âge avancé. A quinze ans nous voyons des jeunes filles atteintes de fleurs blanches, et nous les retrouvons pareillement dans la femme de soixante ans. La durée de cette maladie est tout-à-fait indéterminée ; on a vu des leucorrhées se dissiper en quinze jours, d'autres persister des mois et des années, lorsqu'on ne faisait rien pour borner le cours de leurs progrès. Nous admettrons cependant qu'une femme qui a eu déjà plusieurs enfants y sera beaucoup plus sujette que les jeunes filles vierges. Blatin, que j'ai déjà

(1) *De morbis mulieb.*, lib. II, Hipp.

cité dans cet ouvrage, et à qui j'ai emprunté une foule de bonnes observations, a voulu, dans son Traité du catarrhe utérin, établir une espèce de conséquence de différentes observations qui se sont présentées à sa pratique : ses calculs proportionnels m'ont paru tout-à-fait hypothétiques et nullement faits pour fixer irrévocablement l'opinion du médecin praticien sur cet objet important.

Quant au siége de la leucorrhée, nous pourrons peut-être parfaitement le désigner, quoique cinq cents auteurs anciens se trouvent divisés sur ce sujet, ayant toujours apporté soit de la prévention, ou un esprit de coterie dans une chose qui ne demandait qu'à être bien observée, et surtout qui réclamait un examen attentif des parties.

Les uns voulaient que plusieurs organes se trouvassent la source des pertes blanches ; et Hippocrate et Galien se sont trouvés du même avis : ils ont pensé que tour à tour les poumons, le foie, la rate, et principalement l'estomac, étaient la cause première de la leucorrhée.

A nos yeux ces différentes opinions ne sont que de très peu de valeur : dans bien des cas nous savons envisager cette maladie comme elle le mérite, c'est-à-dire, la regarder comme affection purement locale et peu dangereuse, malgré la grande sympathie qui existe entre l'utérus et un grand nombre d'autres organes renfermés dans les cavités splanchniques et notamment l'estomac.

L'écoulement leucorrhoïque rendu par la vulve est ordinairement sécrété par les petites glandes muqueuses qui avoisinent le col de l'utérus et ses cavités. Quelquefois toute la membrane qui tapisse le vagin, contribue à augmenter l'écoulement lorsque l'inflammation s'est étendue.

Pour bien déterminer le siége de cet écoulement, nous sommes obligés d'employer le toucher et même la vue : car ce n'est qu'à l'inspection des parties que l'on pourra désigner réellement l'espace qui se trouve affecté. Par le toucher, on s'assure s'il existe quelques ulcérations, tumeurs, abcès, polypes ou cancers ; c'est encore par le toucher qu'on reconnaît le plus ou moins de distension de l'orifice utérin. Ce ne sera donc qu'en employant ces deux moyens que l'on pourra porter un bon diagnostic, s'assurer s'il n'existe pas quelques squirrhes, ou varices de la matrice, ou, ce qui peut encore arriver fréquemment, un boursouflement de grandes et petites lèvres, et l'excoriation de ces mêmes parties.

Dans l'état de grossesse l'orifice de la matrice

est complètement fermé et reflue assez avant
dans le vagin ; il est donc facile , sans même
recourir au *speculum uteri,* de reconnaître les diverses lésions de la matrice et de son col ; les
symptômes peuvent encore puissamment aider
le praticien dans la recherche certaine du siége
du catarrhe utérin. La leucorrhée aiguë procure
presque toujours des douleurs gravatives à l'hypogastre ; les grandes lèvres sont boursouflées ,
les urines ne sortent quelquefois qu'en procurant de violentes cuissons ; le méat urinaire se
trouve aussi enflammé ; les aines et les lombes sont douloureuses au simple toucher ; les
jambes fatiguées fléchissent sous la malade ; elle
est peu portée à souffrir l'approche d'un homme,
et le coït est plutôt douloureux pour elle qu'agréable ; le rectum est aussi sujet à une espèce de
pesanteur ; les matières fécales n'en sortent qu'a-
vec peine lorsqu'il existe de la constipation. Ce
sont là à peu près les différents symptômes que
l'on remarque dans le catarrhe aigu.

CHAPITRE VI.

De l'autopsie des femmes leucorrhoïques.

L'autopsie ou l'ouverture du cadavre est sans doute le moyen le plus sûr d'arriver à un résultat certain, et de pouvoir désigner, le scalpel à la main, les parties du vagin qui sont le siége des fleurs blanches ; alors seulement tout devient visible au praticien qui se livre à cette intéressante étude de l'anatomie.

Plusieurs anatomistes se sont adonnés avec constance à ce travail, sans apporter peut-être toute l'attention qu'une maladie de cette nature réclamait ; ils auraient mieux fait, au lieu de se livrer des combats de plume, de beaucoup plus s'attacher à l'assiduité réclamée par l'amphithéâtre, lorsque l'on est ambitieux de pouvoir fournir à la postérité des données basées sur l'observation, et des connaissances précises sur une science, et laisser de côté l'esprit d'animosité et de partialité qui a dirigé la plume de plusieurs de nos écrivains anciens.

D'autres plus pusillanimes, tranchons le mot, ont craint de se trouver en contradiction avec des autorités; d'autres encore, par un respect mal entendu pour tous les écrits du sublime Hippocrate, n'ont pas voulu combattre son opinion émise dans son ouvrage sur les maladies des femmes, où il paraît ne pas admettre l'utérus comme le siége de la leucorrhée, mais plutôt le regarder comme un émonctoire. *Uterum non modo ad conceptionem mulieribus indidit, verum etiam ad earumdem repurgationem, ita ut velut sentinam quamdam, eumdem infra collocarit, quo totius corporis impuritates facilius confluere valerent.* Cette opinion énoncée a été reproduite plus tard par Raulin, dans son Traité sur les fleurs blanches ; et si quelques auteurs anciens ont essayé de la combattre, ce n'a été que pour reproduire de nouvelles erreurs sur cette intéressante maladie.

Pour nous, qui souvent avons examiné le cadavre, et cependant encore bien moins que nous l'aurions désiré, nos occupations multipliées nous en ayant ôté les moyens, nous pouvons affirmer que toutes les parties qui composent le vagin peuvent être le siége de l'écoulement leucorrhoïque. Aussi nous ne balançons point à dire que tour à tour nous avons vu le col utérin fournir la matière de l'écoulement, quelquefois même les trompes utérines, tout l'intérieur du vagin, le clitoris, le méat urinaire, les grandes et petites lèvres; et tous ces divers écoulements ne présentaient point de nuances différentes bien marquées, à moins cependant qu'il n'existât un virus vénérien ancien, qui eût imprimé à la maladie un caractère tout particulier. Cependant la leucorrhée syphilitique, qui n'est rien autre chose que la blennorrhagie ou gonorrhée chez l'homme, demande un traitement différent que celui que nous donnons aux personnes attaquées de catarrhe utérin, aigu ou chronique; nous indiquerons dans cet ouvrage, lorsqu'il en sera temps, la marche à suivre en pareil cas.

La plus grande partie du temps, le catarrhe utérin a son siége dans l'utérus, et diffère de très peu du coryza ou inflammation de la membrane muqueuse qui tapisse les fosses nasales; c'est aussi l'inflammation seule de cette membrane muqueuse qui, étant extrêmement sensible et délicate, sécrète cette humeur que nous appelons fleurs ou pertes blanches, écoulement leucorrhoïque.

La dissection de plusieurs femmes leucorrhoïques, nous a mis à même d'examiner avec attention les parties qui fournissent cet écoulement; nous avons trouvé un jour sur une femme atteinte de pertes blanches depuis long-temps, morte à quarante-cinq ans, tous les petits vaisseaux de l'utérus fortement engorgés, et au col de la matrice une tumeur assez volumineuse, qui fournissait depuis long-temps et abondamment une matière sanieuse et purulente. Ces cas, qui peuvent s'offrir souvent à la pratique des médecins, réclament leur attention, et sont bien faits pour les engager à ne s'en rapporter que très peu à ce que les malades leur diront de leur état maladif, pouvant fort bien, sans en avoir la moindre intention, les induire grossièrement en erreur. Ce ne sera que lorsqu'ils auront vu et touché, qu'ils devront prononcer : en voici un exemple. Du vivant d'une femme leucor-rhoïque, on n'avait jamais soupçonné une tumeur au col utérin, et on attribuait seulement à l'écoulement leucorrhoïque les douleurs et la fièvre consécutive qu'elle avait depuis long-temps, et qui nécessairement a dû l'enlever à cet âge. Je n'ai eu que l'observation incomplète de cette femme, c'est pourquoi je m'abstiendrai de tout commentaire à son sujet; seulement, présent à l'autopsie du cadavre, je fis avec le scalpel une ouverture cruciale sur cette tumeur : il en découla au même instant un sang noir et épais, entièrement coagulé, qui nous a clairement indiqué que depuis long-temps elle existait dans cette partie.

Chez une autre femme, encore sujette de son vivant à des pertes blanches, nous trouvâmes le col de l'utérus dur et rénitent, et en pressant dessus avec le dos de l'instrument, il en sortit une matière jaunâtre et fétide qui nous a encore convaincu que l'écoulement avait son siége dans cet organe.

Nous allons citer une observation qui ne sera point déplacée dans cet ouvrage, et qui en partie nous est propre. Une jeune femme de trente-quatre ans, qui avait été mère de plusieurs enfants, et qui cependant n'en avait amené qu'un seul à terme, le premier, mourut à la suite d'une phthisie pulmonaire qui suivit toutes ses périodes; en peu de temps la fièvre hectique devint continue chez cette malheureuse; une chaleur mordicante, des sueurs et un dévoiement colliquatif ne la quittèrent plus; la faiblesse était extrême: l'infortunée succomba arrivée à l'état de marasme le plus complet et des plus effrayants en même temps. J'obtins seulement de la famille la permission de visiter, par la dissection, la matrice, en partie le siége des souffrances qu'elle éprouvait depuis longues années. Le mari était d'autant plus intéressé à ce que cette autopsie se

pratiquât, que, depuis plusieurs années, il avait
totalement renoncé à s'approcher de sa femme :
le coït augmentait encore considérablement ses
souffrances. M. le docteur Ch......, qui depuis
long-temps soignait la malade, ne partageait point
mon opinion ; il ne croyait point que la malade
fût atteinte d'un squirrhe ou d'un cancer de matrice. Ce fut à la hâte que nous procédâmes à
cette opération, qui nous découvrit une matière
jaunâtre revêtissant tout l'intérieur du vagin ;
l'orifice utérin, béant, faisait sur un de ses côtés
une saillie assez forte. Je remarquai à la base une
tumeur dure, et à laquelle M. Ch...... et moi faisions peu d'attention ; je crus cependant devoir
prolonger mon ouverture supérieure avec le scalpel : alors j'aperçus qu'elle augmentait davantage
en arrière, et se trouvait recouverte de petits tubercules qui, étant pressés avec le dos de l'instrument, suintaient une matière semblable à celle
que nous avions déjà observée à l'entrée du vagin.
J'ouvris très profondément cette tumeur, non
pas très volumineuse, mais qui s'étendait au
loin dans la matrice : il en sortit un écoulement
grisâtre, épais, découlant lentement, et si fétide,
que, spontanément, nous détournâmes la tête
pour ne pas en être infectés ; j'en rapportai une
petite quantité sur la lame du scalpel, aussi-

tôt la matière purulente s'y coagula. Je n'avais jamais donné des soins à cette infortunée , de son vivant, je ne l'ai vue que deux ou trois jours avant sa mort ; elle refusait même de se laisser toucher par le respectable docteur Ch......, en qui elle avait cependant toute confiance.

Ce docteur m'a assuré avoir pratiqué le toucher un an environ avant sa mort, et n'avoir jamais reconnu aucune lésion dans ces parties ; cependant il est à présumer que cette tumeur du col utérin existait depuis long-temps. Je me garderai de toute observation sur cette malade, que je n'ai vue que fort peu de temps. Le traitement a été si peu satisfaisant, j'ose même dire si mal dirigé dans cette occasion , que l'on ne saurait trop établir sur des bases solides un bon diagnostic avant d'entreprendre une guérison (1). Cette observation servira aussi à prouver que la leucorrhée est souvent la suite d'une autre affection organique, et que c'est contre cette affection principalement qu'il faut diriger ses soins pour la combattre et la détruire, et qu'alors

(1) Je tais le nom de cette malade, qui a succombé, sa famille me l'ayant demandé : on sentira aussi quelle est la raison qui m'a fait passer sous silence le nom du respectable médecin qui lui a donné ses soins ; je crois que, si mon ouvrage lui tombe entre les mains , il me saura gré de cette attention.

seulement on pourra espérer de voir l'écoulement leucorrhoïque disparaître.

Faisant à l'hôpital de la charité, en 1822, l'ouverture d'une femme morte d'une violente entérite, et qui depuis plusieurs années avait des fleurs blanches, nous trouvâmes les intestins entièrement phlogosés ; une couleur rougeâtre était répandue sur toute la surface des membranes muqueuses ; le col de la matrice était béant, il en découlait un mucus blanchâtre et épais. J'eus la curiosité de pousser plus avant mes recherches, et d'examiner avec une loupe tout l'intérieur du vagin ; j'aperçus de petites vésicules répandues de loin en loin, dont le sommet blanchâtre semblait être prêt à sécréter le mucus catarrhal ; je n'ai point dû confondre ces vésicules avec des excroissances, comme Morgagni rapporte en avoir observé (2). Les vaisseaux du col de l'utérus se trouvaient engorgés, il s'y trouvait aussi de petites vésicules toutes semblables à celles que j'avais déjà observée avec soin ; en appuyant le doigt, j'en fis sortir une matière visqueuse et blanchâtre. Ayant attentivement examiné toutes ces parties les unes après les autres, je jugeai que depuis long-temps cette femme

(1) Morgagni, epist. 56, n° 20.

devait être sujette à cet écoulement tout-à-fait chronique, et qu'il n'avait cependant point été la cause de sa mort.

Nous concluons donc que jusqu'ici on a beaucoup écrit sur cette maladie, et pas assez observé; et cependant ce n'est qu'avec l'observation que l'on peut espérer de guérir; et s'il est des cas dans cette affection que l'on doive regarder comme incurables, nous pouvons assurer qu'ils sont rares, et que toujours l'on pourra, par un régime et une bonne méthode de traitement, arrêter les progrès du mal, ou du moins en tempérer les effets.

Gardons-nous donc de prononcer comme l'ont fait plusieurs praticiens, et notamment le célèbre Morgagni, que la leucorrhée est incurable. Tout en jetant le découragement chez les personnes atteintes de cette maladie, on empêche jeune praticien de faire des découvertes, on paralyse sa bonne volonté et l'envie qu'il aurait, par des travaux assidus, de faire faire quelques progrès à la science qui, malheureusement de ce côté, est encore plongée dans l'enfance. Cependant tous les jours nous voyons cette affection étendre ses ravages sur nos femmes et nos enfants; et il est vraiment surprenant de voir l'incurie de nos grands praticiens, qui assurent aux femmes qui les consultent sur leur état, que cette maladie n'est point dangereuse; qu'elle n'entraîne avec elle qu'un seul inconvénient, l'incommodité, et qu'elles doivent au contraire l'envisager comme un bénéfice de la nature. Pour nous, qui avons beaucoup trop d'exemples du contraire, nous nous garderons bien de leur tenir un pareil langage.

Cette insouciance des médecins à écouter et à diriger les femmes qui viennent les consulter sur cette affection produit souvent le résultat contraire à celui qu'ils espèrent ; en ne voulant rien faire, le découragement s'empare des malades, et les porte à se livrer aux avis que le premier charlatan leur donne ; il arrive alors qu'au lieu de remédier à leurs maux, ils ne font que les augmenter. Les médecins, en général, sont donc blâmables d'une semblable indifférence, et de plus nous persistons à dire qu'elle est pernicieuse pour notre honorable profession sous tous les rapports.

Nous nous estimerons trop heureux si cet ouvrage peut donner l'éveil à quelques médecins distingués, les engager à publier leurs observations et surtout à nous faire part de leurs moyens curatifs ; nous serons le premier qui en étudierons les effets et les bons résultats, et qui les mettrons en usage.

CHAPITRE VII.

Un mot sur les différentes lésions organiques qui peuvent
survenir à la suite des fleurs blanches.

C'est principalement lorsque le catarrhe utérin
est passé à l'état chronique que l'on voit fréquemment survenir divers cas pathologiques plus
ou moins fâcheux. On a rencontré souvent sur
certaines femmes sujettes depuis long-temps à
certaines maladies, des tumeurs très anciennes,
et pour ainsi dire cartilagineuses ou carcinoma-
teuses : les polypes, ulcères, et cancers de la matrice sont moins rares qu'on ne pense. L'ulcère
surtout a été fréquemment observé par des praticiens anciens et modernes. Lorsque le col utérin fournit l'écoulement, il est béant, d'autres
fois il est entièrement fermé par des tubercules,
des squirrhes, et le boursouflement de la membrane muqueuse est très fréquent ; les pertes
blanches amènent tôt ou tard l'ulcération et la
gangrène dans ces parties.

On a observé à l'orifice utérin des polypes

considérables , d'où découlait un fluide rougeâtre , sanieux. Quelquefois les ulcères qui se sont développés dans l'intérieur du vagin , s'étendent plus ou moins au loin dans la matrice. Blasius nous rapporte l'observation d'une femme chez qui les trompes utérines étaient entièrement ulcérées. De Muralto et Sylvius, disséquant, à Leyde, une Anglaise morte à la suite d'un ulcère de matrice , ayant depuis fort long-temps des fleurs blanches , trouvèrent les glandes lymphatiques dures , squirrheuses et pleines de pus sanieux ; les ovaires se trouvèrent aussi remplies d'hydatides très volumineuses.

De Muralto nous cite dans ses lettres une observation intéressante que je vais rapporter (1). Une fille anglaise , après une aménorrhée de huit mois , fut menstruée de nouveau à cinquante ans; mais très irrégulièrement. Pendant trois mois elle eut des fleurs blanches très abondantes suivies d'une extrême débilité ; chaque jour cet écoulement prenait de l'accroissement ; les organes extérieurs de la génération étaient excoriés ; les urines diminuèrent et charriaient parfois des grumeaux de sang. La malade éprouvait de vives douleurs surtout aux hypochondres, et une consti-

(1) *Ex litteris Joannis de Muralto.*

pation opiniâtre qui dura pendant cinq mois. Elle ressentit ensuite des douleurs intolérables autour de l'anus et du pubis ; elle vomit en quantité des matières bilieuses et mourut.

A l'ouverture du cadavre on trouva l'utérus et ses accessoires très adhérents aux parties voisines; dans chaque ovaire une hydatide remplie de fluide ; les ovaires et les trompes étaient ulcérés et purulents. On injecta les vaisseaux spermatiques ; l'injection pénétra dans le vagin et la matrice par une légère pression qu'on exerça sur ces parties. La matrice était ample, rougeâtre, à l'intérieur, excoriée, ulcérée et purulente, un peu inclinée à gauche. A l'extérieur, il y avait un ulcère qui couvrait en partie la matrice et le vagin ; cette dernière partie paraissait gangrenée; les vaisseaux utérins étaient gorgés de sang.

On voit, d'après cette observation et plusieurs autres déjà citées, qu'il faut peu de temps pour que la leucorrhée varie singulièrement, et apporte divers changements dans l'organisme de la femme: nous pourrions donc en conclure qu'elle est la cause première de ces différents cas pathologiques fâcheux qui surviennent tôt ou tard, et auxquels il nous est ensuite si difficile de remédier.

CHAPITRE VIII.

Des causes qui peuvent disposer au catarrhe utérin.

Ferons-nous renaître dans ce chapitre les idées surannées de quelques auteurs anciens, et les subtilités de quelques modernes sur les causes prochaines de cette maladie? ces savantes discussions n'ont à nos yeux ni plus de mérite ni plus de force, et toutes sont allées s'enfouir dans le vaste champ des probabilités.

Vouloir donc expliquer le mécanisme des fleurs blanches et les différents phénomènes des sécrétions, serait tenter une chose au-dessus de nos forces, puisque, comme nous l'avons déjà dit au chapitre cinquième, nos plus grands chimistes l'ont abandonné. Contentons-nous de l'opinion que nous avons émise au second chapitre de cet ouvrage, et nous passerons de suite aux causes disposantes, qui sont beaucoup plus à notre portée, tout en exprimant le regret que nous éprouvons de ne point tracer ici des connaissances plus satisfaisantes sur un sujet presque incompréhensible, et qui surpasse l'intelligence humaine ; convenons aussi qu'il est inutile de nous jeter dans un dédale d'où nous risquerions de ne plus sortir.

En général tous les praticiens et les auteurs qui ont écrit sur le catarrhe utérin sont d'accord pour assurer que l'époque où les femmes sont le plus sujettes aux fleurs blanches, est depuis la menstruation jusqu'au temps critique, et cependant nous ajouterons que ni les femmes qui ont dépassé cette époque, ni les jeunes filles non réglées n'en sont point pour cela exemptes. Il n'est point rare même de voir des enfants qui, à peine âgées de quelques mois, sont affectées de cet écoulement leucorrhoïque, ou de quelques maladies des yeux : dans ce cas, il est plus que probable que la maladie a été héréditaire.

Nous concevons parfaitement que la débilité de l'estomac puisse entrer pour quelque chose dans la leucorrhée ; car les femmes, pour la plupart, ont des goûts si bizarres, souvent si dépravés, qu'on les voit fréquemment rechercher les mets qui ont le plus de carbone et d'hydrogène ; en agissant ainsi, elles dérangent le système gastrique ; toutes les autres parties du corps s'en ressentent presque toujours, et notamment l'utérus, qui tombe dans un état complet de débilité, amène une concentration des forces vitales dans cette partie, siége d'une exquise sensibilité ; un écoulement humoral abondant se fait issue, et on aura d'autant plus de peine à le dissiper, que l'équilibre qui existe entre les différentes puissances qui entretiennent la vie ont été plus ou moins fortement altérées.

Les tempéraments divers prédisposent singulièrement aux fleurs blanches. Les personnes grasses et pléthoriques y sont beaucoup plus sujettes ; les jeunes filles chlorotiques sont presque constamment attaquées de fleurs blanches. L'extrême débilité, comme nous l'avons déjà fait entrevoir, qu'elle soit originaire ou acquise, prédispose essentiellement à cette maladie. La privation des principales choses de la vie, l'habitation dans un lieu bas et humide, où le jour et l'air n'arrivent que difficilement, les pays avoisinant des marais, tout en étant la cause de fièvres intermittentes pernicieuses, ont bien souvent contribué à entretenir chez des femmes des fleurs blanches, qui n'ont cessé que lorsqu'elles ont quitté le pays malsain qu'elles habitaient.

Voulant étayer du résultat de l'observation tout ce que nous avançons, je rapporterai ce que me disait, il y a fort peu de temps, madame de B......., à qui j'ai donné des soins. Pendant tout le temps qu'elle a habité une campagne qu'elle possède dans le département de l'Ain, qui se trouve voisine d'une mare d'eau croupissante, et donnant une odeur extrêmement désagréable, elle n'a cessé, pendant tout le temps qu'elle a habité cette propriété, de se trouver sujette à un écoulement par le vagin, qui tous les jours faisait des progrès. Revenue à Paris, les pertes blanches ne sont point disparues; mais elles ont considérablement diminué, et maintenant, avec le régime qu'elle suit, et l'usage journalier qu'elle fait de notre liqueur, nul doute qu'avant peu elle n'en soit débarrassée. Elle est si persuadée que son habitation malsaine de la campagne, entourée en partie de fossés où annuellement les eaux pluvieuses se trouvent en stagnation, est la cause principale qui lui a donné cette maladie, qu'elle a renoncé pour toujours à cette demeure qui pourrait bien par la suite lui devenir funeste. Nous l'y avons fortement engagée.

Dès la plus tendre enfance, les jeunes filles peuvent être affectées de cette repoussante leucorrhée, mais alors il n'y a pas à douter qu'elle n'ait été héréditaire; aussi toutes les fois que le praticien sera consulté pour une enfant de huit ou dix ans, qui se trouverait attaquée de fleurs blanches, il devra auparavant jeter les yeux sur la mère, pour voir si sa constitution n'est pas celle d'une leucorrhoïque, lui demander si elle n'est pas sujette à ces pertes blanches. J'ai recueilli un exemple de cette hérédité qui pourra venir à l'appui de ce que j'avance.

Consulté, en février 1824, pour une petite fille de huit ans, extrêmement précoce, qui se plaignait de douleurs vagues dans les cuisses, l'hypogastre et les parties génitales, elle avait un petit écoulement auquel la mère faisait peu d'attention, y étant elle-même sujette depuis fort long-temps. Voyant l'état de son enfant, qui de jour en jour empirait, elle se décida à me la faire voir. Les douleurs étaient si vives que, depuis quelques jours, l'enfant ne mangeait pas et dormait peu. On ne saurait croire les progrès effrayants que déjà le corps de cette enfant avait fait vers l'amaigrissement et le marasme. Cette enfant précoce avait encore les yeux pétillants et des réparties qui annonçaient de l'esprit naturel. A peine put-elle devant moi se tenir sur ses jambes; c'était un petit squelette vivant. Elle se plaignait aussi de coliques de temps à autre, précédées de grandes difficultés d'aller à la selle. L'indication, dans cet état alarmant, était bien de faire usage des toniques: j'employai à l'intérieur le quinquina et les semi-toniques. Les soins les plus grands de propreté étaient pris; tous les jours, et plusieurs fois même, on lui lavait les parties génitales avec une éponge imbibée dans une forte décoction aromatique ; des demi-bains et des bains entiers gélatineux furent aussi mis en usage. Peu à peu l'appétit revint. L'écoulement, au bout de deux mois, ayant diminué de beaucoup, la petite fille se promenait au grand air, avait déjà repris de la vigueur. La fraîcheur lui revint insensiblement, et nous avons eu la consolation, sa mère et moi, de voir son écoulement disparaître, ses coliques entièrement dissipées, et le léger boursouflement qu'on apercevait à l'entrée du vagin, dès les premiers jours que je fus consulté, disparut en trois jours de temps avec les fomentations et les bains. Tout me fait espérer que cette cure sera radicale. Au moment où je transcris cette observation la petite se porte bien ; elle prend de temps en temps quelques cuillerées de notre liqueur anti-leucorrhéenne. J'attends beaucoup de la première menstruation, qui, chez cette enfant précoce, ne tardera pas à se montrer ; nous pouvons donner comme certain que nous avons eu là une leucorrhée héréditaire à traiter. Cette mère infortunée aurait donc été, sans s'en douter, la cause de la mort de son enfant, s'il ne nous eût été permis d'opposer une barrière à cette affection qui, chez cette intéressante enfant, faisait des progrès si rapides et si effrayants.' Quant à la mère, plusieurs fois elle a commencé des traitements pour se débarrasser de ces fleurs blanches abondantes; mais, soit qu'elle ait été mal dirigée, ou soit encore qu'elle n'ait jamais eu la constance de persévérer dans ses bonnes résolutions, elle n'éprouve aucun changement, et s'est décidée à rester dans la position où elle se trouve, qui, j'en suis sûr, n'est pas des plus satisfaisantes; car voici dix-huit ans qu'elle n'a cessé de perdre considérablement.

Blatin nous dit que la situation, l'organisation, les fonctions et les rapports de l'utérus avec les autres parties du corps disposent aux fleurs blanches ou catarrhe utérin. Situé à la partie la plus déclive du tronc, abreuvé par un grand nombre de vaisseaux lymphatiques, susceptibles d'un grand développement, destiné lui-même à des écoulements périodiques, à une distension considérable pendant la grossesse, à devenir, à certaines époques, et dans quelques femmes lascives, le centre de toutes les affections, entretenant avec tout le corps des correspondances symphatiques, l'utérus est placé au milieu de circonstances qui le disposent aux leucorrhées. Puisque nous partageons l'avis de Blatin à ce sujet, c'est aussi ce qui nous fera soutenir que les fem-

mes mariées doivent être plus sujettes aux fleurs
blanches que les filles, quoique plusieurs auteurs anciens, et notamment Hippocrate, aient
soutenu le contraire.

Les femmes qui auront fait beaucoup d'enfants
y seront encore plus sujettes que celles qui n'en auront point fait ; l'utérus ayant supporté un travail
qui l'a beaucoup fatigué, et par conséquent très
affaibli, il n'est point rare de trouver des chutes
et renversements de matrice chez des femmes
ayant un fœtus très volumineux, et chez qui
l'accouchement a été laborieux ; les fluides, obligés de circuler contre leur propre poids, ne tardent
pas à déterminer un engorgement vers l'utérus,
et à être la cause de ces pertes plus ou moins
abondantes que nous observons.

Comme je l'ai déjà fait remarquer dans ce chapitre, les habitations humides et malsaines contribuent puissamment à devenir cause prochaine
du catarrhe utérin ; je puis ici en donner un exemple frappant, que nous avons tout récemment
observé et recueilli, bien propre à prouver le danger qu'il y a à habiter des maisons humides ou
fraîchement construites.

M. G.....d, paisible habitant du Marais, retiré
du commerce avec une fortune plus que suffisante à ses besoins et à ceux de sa famille, pressé

par les sollicitations de sa femme et d'une demoiselle, jeune encore, consentit enfin à quitter
le quartier qu'il habitait depuis long-temps, et
vint prendre logement dans la Chaussée-d'Antin,
quartier qui cependant n'est point malfaisant à
la santé ; mais ayant pris dans une maison nou-
vellement construite un rez de chaussée dominé
par une petite élévation qui était dans le jardin,
adossée à ses appartements, très ombragés par des
arbres touffus, et où les rayons du soleil ne péné-
traient que très difficilement, M. G.....d ne tarda
pas à s'apercevoir qu'il n'était point à son aise,
quoique cependant mieux logé qu'auparavant ;
les tapisseries étaient constamment humides. Sa
femme et sa demoiselle ne tardèrent point à se
ressentir des terribles influences de cette dangereuse habitation. La jeune personne surtout se
vit prise subitement d'une leucorrhée qui tous
les jours empirait, et sa mère, qui, plusieurs fois,
il est vrai, avait été sujette à des pertes blanches,
surtout après une couche laborieuse, se vit aussi
attaquée d'un écoulement qui cette fois au lieu
de se dissiper en peu de temps, comme par le
passé, faisait des progrès qui l'alarmèrent. Lorsque je fus pour la première fois consulté par ces
dames, déjà elles attribuaient leur maladie à cette
nouvelle demeure humide et malsaine qui, même

dans les plus beaux jours de l'été, était encore fraîche. Je ne pus que les engager à quitter le plus promptement possible ce funeste local ; elles s'y décidèrent. Je leur fis prendre beaucoup de bains et demi-bains gélatineux ; quelques légers purga-tifs ; l'usage des toniques et des amers a puissam-ment contribué à enlever cette leucorrhée chez la jeune personne. Quant à la mère, mes remèdes n'ont pas eu le même succès ; cependant, parvenu au bout de trois mois à dissiper de beaucoup l'écou-lement qui était excessivement fort, nous avons mis à l'usage de notre liqueur madame G.....d, qui s'en est parfaitement trouvée. Les fleurs blanches disparaissaient peu à peu ; elle crut devoir cesser l'emploi de l'élixir, dont cependant elle se trou-vait bien, et aussitôt les pertes reparurent. Elle le reprit promptement, l'a continué pendant quel-que temps, et je puis assurer que maintenant madame G.:...d et sa demoiselle n'ont point à se plaindre de cette maladie. La mère n'est âgée que de quarante-deux ans, et mademoiselle Pauline G.....d n'a que dix-huit ans ; elle n'a pas cessé d'être bien réglée pendant tout le temps qu'a duré ce petit traitement ; nous n'avons eu à com-battre aucun symptôme d'inflammation.

La température humide et froide a rendu cette maladie endémique dans beaucoup de pays : les sols marécageux de la Belgique entretiennent continuellement des fleurs blanches dans cette contrée. Peut-être les Anglaises sont-elles plus sujettes aux écoulements de cette nature que les Françaises, à cause de l'humidité qui semble être permanente chez nos voisins d'outre-mer ; cependant nous pourrions assurer que le thé, dont on fait un grand usage en Angleterre, neutralise beaucoup ces sortes d'écoulements. Les Anglais sont aussi beaucoup plus sujets aux rétrécissements et obstructions du canal de l'urètre, et, en général, à toutes les nombreuses maladies qui assiégent les voies urinaires ; mais nous en attribuons la principale cause à ce qu'ils ne se débarrassent que très difficilement des écoulements blennorrhagiques qui sont cause première des rétrécissements, comme nous l'avons déjà démontré dans notre *Traité sur les rétentions d'urine.* Les inflammations aiguës et chroniques sont très fréquentes, en Angleterre, dans toutes les membranes muqueuses, par le genre de vie que cette nation a adopté, les viandes crues, pour ainsi dire, dont les Anglais font usage, les forts assaisonnements, les liqueurs, le porter, jointe encore à toutes ces choses la température de leur climat qui est extrêmement variable.

Raulin observa à Paris, en 1765, une leucorrhée épidémique, causée par un été brûlant, et une très grande sécheresse. Beaucoup de femmes qui ignoraient ce que c'était que des fleurs blanches, en eurent; et celles qui en étaient depuis long-temps affectées furent très étonnées de les voir considérablement augmenter. Il régnait aussi dans le moment une grande quantité de maladies de peau, tumeurs, abcès, rougeole, variole et surtout des angines.

CHAPITRE IX.

Des soins hygiéniques nécessaires à suivre pendant le traitement de la leucorrhée, et propres à la prévenir.

Mille petites causes, dont le plus grand nombre nous échappent, favorisent le développement du catarrhe utérin chez les femmes. J'indiquerai donc dans ce chapitre les soins hygiéniques nécessaires à apporter, soit pour la guérison de cette maladie, ou mieux encore pour s'en préserver.

Les agents extérieurs agissent sur notre corps par l'introduction et l'application ; il n'est donc point étonnant de voir le moindre objet avoir une influence immense sur l'économie animale. Le lecteur sera-t-il surpris que je répète, avec une foule d'auteurs, que les chaufferettes dont les femmes font un si fréquent usage en hiver, soient une des principales causes du catarrhe utérin ; les vêtements, ainsi que les corsets, n'y contribuent pas moins ; l'habitude d'avoir la gorge découverte ainsi que les bras, ou bien

encore une chaussure très légère , sont autant
de causes pernicieuses à la santé de ces femmes , qui sacrifient le bien le plus précieux à
leur amour-propre , satisfait par la voie de la coquetterie. Et en effet , existe-t-il au monde rien
de plus déplorable que de voir une ignorante
ouvrière faire sortir de son cerveau capricieux
une mode qui, tôt ou tard, deviendra pernicieuse
à celle qui aura le malheur d'en faire usage ; ne
pourrons-nous jamais voir une saine raison nous
indiquer quels sont les vêtements que l'homme
et la femme doivent porter pour éviter une foule
de maladies ; et tout en nous vêtissant, ne nous
couvrons-nous pas de ridicule? Voyez les hommes
surchargés d'habits lourds, étroits et pleins de
chaleur ; et, au contraire, les femmes toujours à
la légère, qui cependant sont, et plus faibles et
plus délicates que nous : on dirait que cette dé-
licatesse, cette exquise sensibilité s'éclipse tout-
à-coup, quand il s'agit de braver les rigueurs
d'une saison froide pour s'asservir aux caprices
de la mode. On ne saurait trop recommander
aux femmes délicates, et à toutes en général, de
toujours bien se vêtir, de ne jamais aller les bras
nus et la poitrine découverte ; une chaussure im-
perméable devrait remplacer ces petits souliers à
travers lesquels l'eau et l'humidité pénètrent, et

sont en grande partie la cause des fleurs blanches chez les femmes.

C'est principalement au sortir d'un spectacle, d'un bal ou d'un appartement chaud, que les dames doivent soigneusement se préserver du froid; car, si ces petites précautions ne sont pas prises, les perspirations cutanées sont arrêtées, et deviennent cause première de la maladie que nous traitons aujourd'hui.

La laine sera le vêtement le plus avantageux aux femmes leucorrhoïques, on doit même la préférer à ces flanelles dites anglaises; la laine retient singulièrement la chaleur, détermine par son léger frottement une irritation cutanée qui augmente la perspiration ; une sueur abondante est absorbée par la laine, et la vapeur passe facilement à travers son tissu, avantage que n'ont pas nos flanelles : leurs mailles se trouvant extrêmement serrées, causent une démangeaison désagréable et donnent naissance à des efflorescences et à des boutons très nombreux sur la peau.

Je n'approuverai point la mauvaise habitude que les femmes ont de se couvrir la tête de bonnets et chapeaux, leurs têtes devraient déjà être assez chargées par l'énorme paquet de cheveux qu'en général elles portent; une abondante transpiration est continuellement entretenue sous ces cheveux et ce chapeau, et il n'est point sans danger de la supprimer.

Ne dirions-nous rien des corps de baleine, qui, dans toutes les classes de la société, maintenant ont une si grande vogue. Autrefois les femmes de la campagne se dispensaient de se mettre à la torture dans ces vêtements de luxe appelés corsets ; mais maintenant ils sont portés par tout le monde, et même tout ce que nous pourrions écrire à ce sujet ne fera point déposer à une femme qui nous lira le véritable instrument d'une foule innombrable de maladies. Je mettrai donc cette barbare coutume au nombre des fléaux qui ont le plus contribué à donner aux femmes des fleurs blanches ; car une pléthore utérine est continuellement entretenue par cette pression exercée sur les parois du ventre, qui gêne essentiellement le retour des fluides ; on ne peut donc révoquer en doute que les corps de baleine n'entretiennent et même ne procurent très souvent des pertes blanches et autres épiphénomènes. Un autre accident bien plus grand est produit par les funestes corsets : ils exercent une telle compression sur les côtes, surtout chez les jeunes filles qui n'ont point encore atteint toute leur croissance, que leur jeu n'est plus libre ; la dilatation des poumons s'opère difficilement ; de là des

stases de sang dans tous les viscères ; l'hémo-
ptysie ou crachement de sang, la phthisie pulmonaire, et enfin tout le cortége des nombreuses
maladies de poitrine qui viennent assaillir des
malheureuses qui n'auraient jamais dû se trouver
resserrées dans des corps de baleine. Nous ne
pourrons donc plus désormais douter que les
mauvaises digestions auxquelles les femmes
sont en général sujettes, ne soient aussi le résultat de la pression qu'éprouvent les organes
contenus dans l'abdomen. Il serait sans doute
fort curieux d'énumérer ici les nombreux accidents qui ont été occasionés par cette pratique
barbare ; ce sujet ne serait point déplacé dans
cet ouvrage, mais je n'ai dû le considérer que
par rapport à la maladie que je traite, et ma
tâche est remplie.

Un usage trop fréquent de bains tièdes peut
aussi contribuer à entretenir une leucorrhée,
surtout si elle est ancienne ; les aliments farineux, les légumes, les laitages, huîtres et poissons de toute espèce, ont un effet très marqué
sur les parties génitales. Les fruits aqueux ont
été considérés par certains auteurs, et notamment par Raulin, comme cause prédisposante
des fleurs blanches ; je ne suis pas précisément
de son avis, mais je suis persuadé cependant

que la bière prise avec excès peut bien occasioner des pertes blanches, puisqu'on a des
exemples nombreux d'écoulements de l'urètre
survenus chez les hommes qui avaient pris cette
boisson en trop grande quantité : c'est surtout à
la bière peu aromatisée par le houblon que l'on
doit attribuer cet effet. Ces écoulements n'ont
aucun mauvais caractère; ils passent ordinairement facilement en se privant de la boisson qui
les a produit; l'on peut encore y remédier, en facilitant la digestion de la bière par un petit verre
de liqueur alcoolique.

Quelques femmes ont aussi l'habitude de se
laver plusieurs fois le jour avec de l'eau chaude,
soit qu'elles craignent l'hiver l'eau froide, soit
qu'elles croient aussi par cette pratique faire
diminuer les pertes blanches dont elles sont
depuis long-temps assaillies. Cette habitude ne
peut que leur être contraire; j'en vais donner
un exemple, mais avant je dois dire que la leucorrhée aiguë réclame les bains et les fomentations émollientes, et qu'il est bon à cette période de la maladie d'user de l'eau tiède; mais
la leucorrhée tout-à-fait chronique n'en persiste pas moins, au contraire, l'écoulement au
lieu de diminuer, n'en deviendra que plus
fort.

Mademoiselle Élisa L....., âgée de vingt-six ans, d'un tempérament lymphatique, avait depuis huit ans une leucorrhée abondante; fatiguée de cet écoulement, elle crut qu'en se lavant jusqu'à cinq fois par jour avec de l'eau tiède, son état changerait; mais quelle fut sa surprise au bout de quinze jours qu'elle se lavait continuellement les parties génitales de cette manière, de voir les pertes blanches considérablement augmenter. Ne se doutant pas de la cause de cette augmentation de pertes, elle continua sa pratique pernicieuse, et en janvier 1824, se décida à me consulter; elle ne manqua pas de me vanter son extrême propreté, et la précaution qu'elle prenait, depuis environ un mois, de faire de fréquentes ablutions pendant la journée avec de l'eau tiède. Ne pouvant plus douter qu'elles n'aient contribué puissamment à augmenter chez elle cette maladie, je les ai fait subitement cesser, et remplacer par de l'eau froide d'abord, puis mêlée avec un peu de gros vin du Midi. Dans l'espace de quinze jours l'écoulement avec ce seul moyen avait beaucoup diminué; de suite je l'ai mise à l'usage de la liqueur contre les fleurs blanches : cette fois encore je n'ai eu qu'à me louer de l'avoir employée, car ma malade va de mieux en mieux; je l'ai vue au bout de deux mois débarrassée de cette affection , qui chez elle n'était qu'incommode, puisqu'elle n'éprouvait aucune douleur.

Nous avons souvent observé des pertes blanches chez des femmes mal réglées , et à cet effet nous pourrions rapporter ici l'observation de cette femme , d'une très mauvaise constitution , âgée de trente-quatre ans , mal réglée, et qui devint grosse. Nous lui avions donné le conseil de nourrir son enfant, qui était fort chétif et qui n'a vécu que quelques mois ; on allégua mille prétextes spécieux pour se débarrasser de ce soin maternel, et notre avis fut rejeté. Son lait passa très difficilement ; elle en fut fort tourmentée ; un écoulement très abondant se déclara par le vagin ; elle continuait de mois en mois à être mal réglée. Voyant que cette malheureuse, sans s'en apercevoir tombait dans un état d'amaigrissement excessif, j'ai cru devoir lui indiquer de nouveau la source de ses maux : peut-être était-il encore temps de les réparer ; elle ne l'ignorait point. J'ai acquis la preuve certaine que la franchise n'était pas toujours le chemin que le médecin devait suivre pour gagner la confiance de certains malades ; madame Rem...... m'en a donné l'exemple ; elle a changé de médecin, je n'ai plus été consulté , et j'ignore comment se trouve maintenant celle qui n'a écouté que ses plaisirs au lieu de la voix de l'expérience. Cette dame était dans un assez mauvais état quand j'ai cessé de lui donner mes soins.

Une vie très sédentaire contribuera puissamment à donner aux femmes des fleurs blanches ; cette cause est peut-être une de celles qui ont le plus d'influence sur les femmes. Les grandes villes comme Paris offrent peu de ressources aux personnes qui, naturellement, auraient envie de respirer l'air de la campagne ; aussi est-ce principalement dans ces grandes villes que l'on observe le plus cette affection , à cause des professions sédentaires auxquelles le peuple est livré. Sujet fort souvent à tous les inconvénients du défaut d'action musculaire , à des travaux pénibles, respirant un air bien souvent insalubre, il existe une quantité immense d'individus dans une capitale comme Paris , qui joignent à une vie sédentaire très peu d'exercice. Ce sont surtout les femmes ouvrières qui sont toute la journée à travailler sans bouger de la même place, qui fréquemment se trouvent attaquées de fleurs blanches.

Nous avons vu une ouvrière qui, depuis longtemps, se livrait à un travail qui exigeait une position gênante et incommode ; tout le temps qu'elle a été dans sa fabrique, les fleurs blanches ne l'ont pas quittée ; elle avait peu d'appétit ; les digestions chez elle se faisaient extrêmement mal; elle était souvent constipée : il est bon aussi de faire observer que les substances alimentaires introduites dans l'estomac étaient presque toujours de mauvaise nature; elle s'était même déjà aperçu que sa respiration n'était plus aussi libre. Ses parents la forcèrent de changer d'état. Lorsqu'elle tomba malade, et que je fus appelé à lui donner mes soins, elle me donna tous ces détails ; de languissante qu'elle était, elle se vit, pour ainsi dire, renaître à la vie par le traitement et le régime que je lui prescrivis et qu'elle suivit exactement ; ses fleurs blanches diminuèrent considérablement avec l'usage de la liqueur contre les fleurs blanches qu'elle a prise pendant long-temps. Au moment où j'écris cette observation, qui a été mal recueillie, la femme Barrot se porte à merveille et n'a plus de fleurs blanches.

Peut-être cette maladie ne serait-elle pas si commune dans les ateliers si l'on avait soin de les tenir bien aérés et non humides ; à peine le jour, bien souvent, y pénètre-t-il. Les malheureux destinés à passer leur vie dans ces espèces de souterrains, décorés du nom pompeux d'ateliers, sont toujours pâles et décolorés, les yeux bouffis et abattus, ternes et sans expression, les or-

ganes des sens et de l'intelligence très peu développés, leur chair molle, et se livrant bruta-
lement aux plaisirs vénériens ; de là une foule
de maladies d'autant plus difficiles à combattre,
qu'il y a plusieurs années qu'elles ont pris racine
chez la malade. C'est alors que tous les soins des
médecins deviennent inutiles, et qu'il ne peuvent que contempler le spectacle déplorable de
la misère, des infortunes et de la mort. Le sort
de ces victimes est d'autant plus déplorable, que
bien souvent ces malheureuses se dévouent ainsi,
soit pour nourrir un père, un mari, des enfants,
et qu'elles se trouveraient réduites à la plus af-
freuse misère si elles ne se livraient pas à un travail pénible et constant.

Nous devions examiner cette maladie dans
toutes les conditions de la vie : nous avons commencé par l'indigent ; passons donc maintenant
à la classe aisée de la société ; voyons pourquoi elle se trouve encore beaucoup plus sujette aux fleurs blanches que les malheureuses
femmes du peuple. Nos dames du monde, riches
et fortunées, nous objecteront-elles quelque
chose quand nous leur ferons observer qu'elles
habitent un local humide et mal sain, et que,
non seulement pernicieux à leur santé, il l'est
aussi à celle de leurs enfants ? Pourquoi les

voyons-nous s'enfermer hermétiquement dans un appartement, sans vouloir seulement renouveler l'air dans le cours de la journée? Pourquoi leurs lits sont-ils avec tant de précaution entourés de rideaux? et pourquoi coucher sur la plume et l'édredon, surtout quand elles savent parfaitement que cet état de mollesse est une des premières choses qui leur occasionent des fleurs blanches? Lorsque nous donnons ces conseils aux femmes, elles ont soin de nous faire observer que ce sont là de bien petites choses; on nous dirait volontiers que nous sommes beaucoup trop sévères; mais nous ne saurions trop insister sur tous ces petits riens, qui, réunis, ont été nombre de fois très pernicieux à celles qui en ont fait usage.

Les veilles ne sont pas moins funestes au sexe, et c'est surtout aux femmes de la capitale à qui je m'adresse. En général il est du bon ton de faire du jour la nuit, et de la nuit le jour; c'est ainsi qu'en bouleversant l'ordre de la nature, pour doubler son existence, ou plutôt pour se procurer quelques faibles jouissances, on dérobe au repos les moments qui devraient lui être consacrés, et l'on devient le bourreau de son propre corps. Le sommeil est nécessaire pour rétablir les forces, et reposer le cerveau, fatigué par l'exercice plus ou moins violent auquel on s'est livré pendant le jour; aussi voyons-nous les personnes qui ont l'habitude de passer les nuits ou de veiller fort avant dans la nuit, garder le lit toute la matinée: le sommeil est alors léger et non réparateur; aussi les femmes qui prolongent fort avant dans le jour le sommeil sont ordinairement acariâtres; elles se réveillent avec des maux de tête et d'estomac; souvent elles sont hystériques et plongées dans la mélancolie, faisant beaucoup de pertes et ne réparant que fort peu; elles tombent dans un état déplorable; le lit leur devient à charge, n'y trouvant qu'un sommeil pénible, troublé par le moindre bruit; si par hasard il se prolonge un peu au milieu de la plus parfaite tranquillité, des rêves continuels viennent les assaillir, gênent leur respiration, et les forcent à interrompre un léger moment de repos.

Ne serait-il pas préférable de se coucher de bonne heure, et de se lever matin? sept ou huit heures de sommeil ne sont-elles pas suffisantes pour réparer les forces, surtout si ce sommeil est pris au moment où la nature repose? Le repos est bienfaisant et réparateur et le réveil toujours agréable; on éprouve un bien-être plus facile à goûter qu'à décrire; tous les sens reçoivent les

impressions qui leur sont propres avec volupté ;
l'œil revoit avec délices les beautés de la nature:
aussi les auteurs s'accordent-ils généralement à
trouver le matin comme le moment le plus favorable aux travaux de l'imagination.

En suivant exactement ces simples règles hygiéniques, que de maux, que de chagrins nos
femmes s'éviteraient! De quelle santé florissante
ne les verrions-nous pas jouir? de quels charmes
enchanteurs ne seraient-elles pas environnées?
et cette délicieuse vue ne serait-elle pas préférable à ces figures pâles et bouffies que nous
rencontrons chaque jour sur nos pas? Voyez
cette jeune fille aux traits décolorés; ils ne sont
malheureusement que l'indice certain de la maladie qui nous occupe aujourd'hui.

Les femmes sujettes aux fleurs blanches perdent l'appétit, prennent sans s'en apercevoir
des goûts bizarres; voyez-les passionnées pour
les viandes de haut goût, ou bien recherchant
avec avidité les liqueurs spiritueuses et aromatiques. Avides de tous les aliments qui les ex-
citent fortement, elles ne vivraient que de mets
salés et épicés. Tout en flattant leur goût, elles
détruisent à la longue l'estomac : de là les digestions se font mal, et le dérangement de cet
organe peut encore entretenir avec lui des leu-

corrhées de longue durée ; car si l'on ne parvient pas à rétablir cette digestion perdue, il est aussi à craindre que l'on ne parviendra pas à débarrasser la femme de ses pertes blanches.

Ne dirons-nous rien des différents *cosmétiques* dont les femmes riches font un emploi si fréquent, et qui leur deviennent si préjudiciables. Ils ne seraient qu'utiles, si elles n'avaient pour but que la propreté quand elles mettent en usage ces remèdes destinés à perfectionner la peau. Toujours inventés par la charlatanerie, ces cosmétiques ont une action astringente sur la peau, et répercutent vers les parties internes la matière dangereuse que la nature, plus sage, tâchait d'en écarter : et voilà comment on se hâte de flétrir un jeune tempérament qui ne devait briller que peu de temps. En voulant multiplier ses jouissances, on les use et l'on ne jouit de rien, et l'on fait pleuvoir sur notre pauvre humanité une foule de maux tous plus ou moins dangereux.

Quant aux influences morales, elles sont incontestables sur cette affection ; les effets, inconnus, n'en sont pas moins très prompts. A peine une impression est-elle reçue, qu'elle se communique : aussi plusieurs auteurs ont-ils avancé avec raison que les affections morales vives, une

frayeur soudaine, avaient fort souvent été préjudiciables à la santé, et surtout aux femmes.
Raulin nous parle de plusieurs femmes ayant eu
de violents chagrins, des frayeurs vives, et qui
subitement se sont vues attaquées d'un écoulement par la vulve. J'en ai moi-même recueilli
un exemple frappant, que je ne puis passer sous
silence.

Madame de F.....e, mère d'une nombreuse
famille, a perdu dans l'espace de moins d'un
an trois de ses enfants; elle-même leur a pro-
digué ses soins et ses nuits dans toutes les maladies d'assez longue durée qu'ils ont faites. A la
mort de son troisième, qu'elle affetionnait tout
particulièrement, son courage maternel ne put
résister; elle tomba malade, et au même instant
un écoulement leucorrhoïque se déclara : il n'y
a pas de doute que sa présence ne fut occasionée par les violents chagrins qu'elle a éprouvés,
ainsi que par les veilles longues et fatigantes qui,
depuis huit mois environ, ne discontinuaient
presque pas. Cette tendre et respectable mère
me consulta quelque temps après ce triple accident, qui l'avait plongée dans un état vraiment
alarmant; mon premier soin fut de l'engager à
quitter pour quelque temps Paris, et d'aller habiter la campagne, et surtout de tâcher, s'il était

possible, d'oublier les coups du sort qui l'avaient
si cruellement frappée à plusieurs reprises ; de
suivre le régime réparateur que je lui indiquai ;
de faire usage avec modération de quelques injections dans le vagin , avec des plantes aromatiques , et surtout de ne pas discontinuer l'usage
de la liqueur contre les fleurs blanches, dont elle
se trouvait bien.

Voici la lettre que madame de F.....e m'écrivit
après cinq semaines de séjour à Saint-Germain,
lieu qu'elle avait préféré aller habiter pendant
trois mois, étant encore au sein de sa famille.

Saint-Germain-en Laye , 14 avril 1824.

Monsieur le docteur,

Grâce à vos conseils salutaires , grâce à votre
bon traitement et à votre excellent régime, dont
je ne me suis pas écartée d'une ligne , sentant
tout ce qu'a de pénible une incommodité pareille à la mienne, mon état s'est singulièrement
amélioré ; je ne me reconnais plus moi-même ;
mes fleurs blanches ont considérablement diminué , et je pourrais presque dire qu'il n'y a
plus rien , comparativement à ce que je les ai
vues avant mon départ de Paris. J'ai fini la seconde grande bouteille de cette liqueur que vous
m'aviez fait emporter ; elle m'a fait fort bien , et

je crois que, si vous le jugez à propos, je ne ferai
pas mal d'en continuer l'usage, mais pour cela
je serai encore forcée d'avoir recours à votre extrême complaisance, et vous prierai de m'en faire
passer une bouteille ou deux, par l'occasion du
domestique qui vous remettra la présente, et j'en
prendrai encore trois petits verres pendant la
journée, quoique ce ne soit pas de l'ambroisie.
Ajoutez, monsieur le docteur, cette nouvelle complaisance à toutes celles que vous avez déjà eues
pour moi, et comptez sur la reconnaissance
d'une de vos plus dévouées, etc.

Louise G., *femme* de F.....e.

Sans avoir la folle prétention de croire que je
sois seul l'auteur de cette cure, et que ce n'est
que mon traitement qui, strictement suivi, a
réussi à débarrasser notre malade de cette leucorrhée, qui à son départ était des plus abondantes,
je ne puis m'empêcher de m'attribuer une bonne
part de cette heureuse réussite, occasionée en
partie par les bons effets de notre liqueur jointe
à l'exercice salutaire auquel madame de F.....e
s'est livrée pendant tout le temps qu'elle a habité
la campagne. Je m'applaudis aujourd'hui de lui
avoir le premier suggéré cette idée, et qu'elle
ait dans tout aussi bien suivi mes conseils.

Nous devons donc conclure, d'après l'observation que nous venons de lire, que les affections vives contribuent singulièrement à donner aux femmes des fleurs blanches. La personne vivement affectée ralentit chez elle deux fonctions importantes, la respiration et la circulation ; elle perd l'appétit, sa figure se décolore, les traits s'alongent, les yeux se tuméfient, la nutrition est presque complètement arrêtée, la chaleur animale de beaucoup diminuée ; l'infortunée, plongée dans l'affliction et les chagrins, repose difficilement, son sommeil est continuellement interrompu, la faiblesse et la prostration s'emparent de ses membres ; elle ne prend plus aucun exercice, des douleurs sourdes se font sentir vers la matrice et à l'estomac : de là une foule de maladies nerveuses plus ou moins fortes, l'hystérie, des maux de tête très intenses, et tout le cortége des maladies qui se rattachent aux organes de la génération ; les inflammations aiguës ou chroniques, les pertes blanches, abcès, polypes, ulcères et cancers de matrice, en sont les inévitables suites. On trouve souvent, chez les personnes vivement affectées par des chagrins prolongés, des engorgements et des tumeurs de l'utérus ou des ovaires, d'autres fois l'hydropisie enkystée de ces mêmes parties ; mais il est très fréquent de rencontrer chez ces personnes l'hystérie, quelques renversements de matrice, les hernies de l'utérus, et plusieurs autres maladies mortelles qu'il serait beaucoup trop long d'énumérer ici.

On voit encore des femmes depuis très long-temps atteintes de pertes blanches n'avoir pas d'enfants, ou bien encore ne pas porter à terme; d'autres fois des mères leucorrhoïques ont mis au jour des enfants scrophuleux, aveugles, ou ayant des ophthalmies fort difficiles à guérir : il ne faudra pas cependant conclure de là que les femmes leucorrhoïques soient stériles ; Hippocrate a eu tort d'avancer ce paradoxe, ainsi que plusieurs autres auteurs anciens qui ont écrit sur cette maladie ; les accouchements journaliers des femmes ayant des fleurs blanches, depuis long-temps même, prouvent assez la fausseté de cette opinion ; beaucoup même ont mis au monde, malgré cette affection, des enfants très bien portants. Mais doivent-elles pour cela négliger une maladie qui, non seulement peut leur devenir funeste par les diverses lésions organiques que le catarrhe utérin entraîne après lui, mais qui encore peut être si préjudiciable au fruit qu'elles portent dans leurs entrailles?

Laissons encore aux sciences physiques le

soin de nous expliquer l'influence que les divers climats impriment à la santé des femmes ; tout ce que nous pouvons assurer par l'expérience, c'est que les diverses températures ont souvent donné lieu à des écoulements plus ou moins abondants qui avaient lieu par le vagin. J'en ai déjà cité un exemple emprunté à Raulin, au sujet de ces deux dames françaises qui, tout le temps de leur séjour à *Vienne* en *Autriche,* furent sujettes l'une et l'autre à un écoulement leucorrhoïque. Les climats et les saisons ont toujours exercé sur l'homme un pouvoir despotique, et encore plus sur la femme, beaucoup plus impressionnable que l'homme. Il est cependant bien difficile à ce dernier de se soustraire aux influences atmosphériques, quoique cosmopolite ; un changement de température contribue bien vite à opérer chez lui un changement manifeste. Les Françaises qui vont en *Angleterre* sans être sujettes au catarrhe utérin en reviennent rarement sans avoir ressenti dans ce pays les influences funestes de cette maladie, surtout si elles ont tant soit peu de disposition à en être attaquées.

Tous les fluides et surtout le sang ont bientôt chez les femmes subi des changements profonds et apparents : c'est ainsi que madame C.... partit bien portante avec son mari pour Londres,

ayant même des couleurs assez vives qui annonçaient qu'elle jouissaient d'une parfaite santé ; à
peine avait-elle habité trois mois la capitale d'outre-mer, que déjà ses belles couleurs étaient disparues, et qu'un écoulement leucorrhoïque très
abondant se déclara à la suite de l'ennui qu'elle
éprouvait d'être éloignée de sa famille et de son
pays, où elle avait toutes ses habitudes depuis
l'enfance. Revenue à Paris, elle ne voulut point
garder ses fleurs blanches, qui augmentèrent encore avec le voyage. Elle avait aussi une grande
quantité de boutons qui lui sortaient sur plusieurs
parties du corps; elle dormait peu, car son
état la tourmentait beaucoup. Madame C...,
âgée seulement de trente-deux ans, n'a jamais eu
d'enfants. Je lui prescrivis des bains gélatineux,
dont elle a fait usage avec constance pendant
cinq semaines ; de temps en temps je lui ai administré quelques légers purgatifs, qui ont bientôt
contribué à lui faire disparaître et ses pertes
blanches et les boutons qu'elle avait en quantité sur le corps. Madame C... n'a eu qu'à se
louer du traitement que je lui ai dicté, et qu'elle
a parfaitement suivi : elle n'a plus de fleurs
blanches.

Nous mettons encore au nombre des causes
multipliées qui peuvent devenir cause première

de la leucorrhée la présence d'un corps étranger quelconque introduit dans le vagin, un pessaire, par exemple, les fers dans un accouchement laborieux, la présence d'éponge ou de linges dont certaines femmes ont la mauvaise habitude de faire usage, au lieu de se garnir de linges quand elles ont leurs règles; d'autres ont entretenu sans s'en douter pendant fort long-temps cet écoulement, pour s'être enfoncé dans le vagin des linges, ou un morceau d'éponge, dans la vue de voir la matière plus promptement absorbée par ces corps étrangers. J'ai à ma connaissance un accident trop remarquable pour que je le passe sous silence ; on verra le danger qu'il y a, dans ces cas, de s'introduire imprudemment des corps étrangers dans la vulve.

Une jeune ouvrière, âgée de vingt-quatre ans, habitant, dans un des faubourgs de la capitale, un petit méchant réduit humide, vivant extrêmement mal, obligée de travailler beaucoup, avait encore un défaut qui sans doute était le principal auteur de sa leucorrhée chronique, la masturbation. Pendant le jour elle avait l'habitude de s'introduire dans le vagin une éponge un peu forte qu'elle oubliait pendant tout le cours de la journée, trouvant cela beaucoup plus commode que de se garnir de linge ; le soir elle retirait l'éponge. En ayant introduit deux à la fois dans le vagin sans s'en apercevoir, ou du moins ayant oublié qu'un instant avant elle en avait introduit déjà une , elle retira le soir la dernière mise et oublia la première ; elle ne s'aperçut point de sa présence , malgré le prurit douloureux qu'elle ressentait, occasioné par le gonflement de l'éponge. A peine vingt-quatre heures s'étaient écoulées , qu'un écoulement abondant survint , portant avec lui une odeur fétide , ce qui l'étonna beaucoup. Inquiète sur sa position, et sentant bien qu'il se passait dans cette partie délicate quelque chose qui n'était pas naturel, elle se décida à venir me faire part de son inquiétude à cet égard. J'explorai de suite le vagin; voulant m'assurer de l'état de l'utérus , j'introduisis le doigt indicateur dans le vagin ; je sentis un corps mou, que j'aurais pu prendre d'abord pour une tumeur ou un polype, si je n'eusse pas insisté à vouloir m'assurer de mes propres yeux de ce qu'il en était ; promenant successivement les deux doigts de la main dans le vagin , je parvins à extraire avec difficulté un morceau d'éponge , non pas très gros , mais extrêmement gonflé par les mucosités qu'il avait absorbées. La jeune ouvrière étonnée m'indiqua comment cette éponge se trouvait là. L'écoulement a persisté sans augmenter. Je fis prendre quelques bains ; elle fit aussi quelques injections émollientes dans le vagin, et les cuissons qu'elle éprouvait diminuèrent. Son écoulement persista avec la même abondance, ne voulant pas se corriger du défaut affreux qui sourdement la minait, ni s'astreindre au régime et au traitement que je voulais qu'elle fît. J'ai cessé de voir la malade, et j'ignore maintenant dans quel état elle se trouve ; je doute qu'il soit bien satisfaisant pour elle. Nous ne pouvons pas douter que les excès dans le coït et la masturbation ne contribuent puissamment à donner aux femmes des fleurs blanches ; cette remarque est même si positive, qu'il est rare de ne pas trouver cette maladie chez les femmes galantes. On voit très souvent de jeunes mariées qui ont abusé du coït dans les premiers mois de leur mariage être atteintes aussi d'un écoulement blanc par la vulve, qui n'a cessé qu'avec le repos et la privation du coït qui l'avait provoqué.

Les symptômes de la leucorrhée commençante sont, des douleurs vagues dans la matrice, dans les lombes ; des fatigues dans les jambes et les cuisses : un léger prurit se faisant ressentir à l'entrée du vagin, alors l'écoulement ne tarde point à paraître. Si à cette époque la malade a le soin de se soumettre au régime, et d'employer quelques antiphlogistiques, s'il existe tant soit peu d'inflammation; si surtout elle s'abstient de beaucoup de choses qui ont pu contribuer à lui procurer cette leucorrhée naissante, nul doute qu'en très peu de temps elle ne se débarrasse de l'écoulement, surtout si à ces soins légers elle joint pendant quelques jours l'usage de notre liqueur antileucorrhéenne.

Mais malheureusement nous voyons tous les jours des femmes qui, avec la connaissance persuasive qu'une chose leur est nuisible, continuent cependant à en faire usage, et perpétuent ainsi et rendent incurable chez elles une maladie qui aurait disparu avec très peu de chose. M. le professeur Pinel nous parle, dans son Cours de pathologie, d'une femme galante qui, ayant gardé pendant long-temps des fleurs blanches, eut à la fin un squirrhe au col utérin. Attribuant son état maladif aux plaisirs vénériens dont elle abusait, il lui conseilla de s'en abstenir, ou du moins de les modérer; mais son appétit insatiable se faisant sans cesse ressentir, elle ne put résister à ce violent aiguillon: elle continua à s'y livrer avec la même ardeur qu'auparavant, et alors elle ne tarda pas à périr dans des douleurs affreuses, à la suite du squirrhe qui lui était survenu au col de la matrice.

CHAPITRE X.

Des excès du coït, et de la masturbation, comme causes les plus fréquentes de pertes blanches chez les femmes.

Pourquoi l'homme est-il si porté à abuser de la faculté qu'il a de reproduire son espèce? Sera-ce m'écarter de mon sujet, que de donner ici à ce sexe, dont la santé nous est si précieuse, quelques conseils par rapport aux passions qui entraînent après elles tant de maladies, et auxquelles elles sont si portées à s'abandonner? Pourquoi l'acte du coït est-il regardé comme un passe-temps de la part des personnes qui s'y livrent avec excès? Devrait-on traiter un acte d'une si haute importance avec tant de légèreté? On ne calcule pas les effets terribles qu'entraînent après eux ces funestes excès! Je ne passerai point sous silence cette habitude malheureuse et généralement trop répandue dans les deux sexes, la masturbation, qui de la personne la plus forte et la plus robuste, fait bien souvent un squelette ambulant. Ne doit-on pas quelques avis à

celui qui se jette de lui-même dans un état aussi
déplorable, et qui, chaque jour, pour contenter
sa brutale passion, ne craint pas de creuser son
tombeau? L'excitation continuelle des organes
génitaux est susceptible de donner naissance à
une foule de maladies chroniques, et principalement à la leucorrhée, qui fait aujourd'hui le
sujet de cet ouvrage ; l'harmonie de nos fonctions étant complètement dérangée, la vie n'est
plus, pour le malheureux qui la possède encore,
qu'un souffle léger, qu'il est sur le point de
rendre. Combien de fois me suis-je vu appelé à
donner des soins à des personnes attaquées de
quelque maladie, intimement persuadées en
elles-mêmes que leur funeste penchant y entrait
pour beaucoup, et cherchant cependant encore
à se faire illusion, en accusant et leur complexion
délicate et leur faible tempérament des maux
qu'elles enduraient ; tandis que, si elles eussent
levé le bandeau dont elles affectaient de se couvrir les yeux, elles auraient été suffisamment
éelairées, en voyant le tableau de leur conduite
passée, et peut-être même présente, car la passion ne connaît point de bornes.

Quand on abuse des plaisirs vénériens, l'imagination et le jugement sont tout-à-fait anéantis,
les sentiments généreux entièrement étouffés ;

tout est perdu pour le voluptueux, il ne respire
et ne court qu'après ces dangereuses jouissances
qui l'ont abruti; il en devient insatiable, l'égoïsme
semble être la devise qu'il a pour la vie adoptée.

Il nous serait facile de citer ici plusieurs
exemples frappants de cet état d'abrutissement
dans lequel on voit tous les jours plongés une
foule d'individus. Entre mille, je n'en citerai
qu'un seul, qu'au portrait plusieurs de nos lecteurs pourraient reconnaître.

Un jeune homme de vingt-huit ans, riche,
et que l'on rencontre dans presque tous les lieux
publics, traînant un corps chancelant et usé
par toutes sortes de plaisirs honteux qu'on lui
voit rechercher avec avidité, se trouve à son âge
déjà atteint d'une foule de maladies chroniques.
Appartenant à une des familles les plus hono-
rables de la capitale, jouissant d'un nom sans
tache, elle s'est vue forcée de le bannir de son
sein, en lui abandonnant une partie de la fortune qui lui revenait, pour en être totalement
débarrassée. On le voit errer dans Paris, sans
ami; l'égoïsme le plus affreux préside à ses
moindres actions. Il connait toute l'étendue des
maux qu'il a lui-même cumulés sur sa tête; il vous
dira avec sang-froid qu'il n'a que peu de temps à
vivre, plusieurs fois il l'a dit à nous-mêmes qui

avons cherché à lui donner de bons conseils lorsqu'il est venu réclamer nos soins; il en a fait peu de cas, n'en continuant pas moins à suivre ce qu'il appelle sa joyeuse vie, fui et haï de tout le monde, l'égoïsme le plus grand étant le mobile de toutes ses actions. Le séjour de la dernière m........ est pour lui une habitation enchanteresse ; de jour en jour les infirmités viennent fondre sur son petit squelette ambulant ; il marche à grands pas vers le tombeau : bientôt il périra, n'emportant les regrets de personne, ayant dévoré une fortune considérable et déshonoré un beau nom qu'il ne méritait pas de porter....!

Tous les jours des exemples frappants se présentent à nos yeux. Les jouissances précoces et trop multipliées sont tôt ou tard accompagnées de bien grands dangers, et ensuite il n'est rien de plus dangereux à la santé que de s'adonner trop tôt et sans réserve aux plaisirs de l'amour; c'est d'abord le vrai moyen de ne jamais les ressentir dans toute leur plénitude, et nous ne pouvons plus douter que la principale cause de la leucorrhée chez les femmes, ne soit le vice honteux de la masturbation, et souvent les excès qu'elles font dans le coït. A ce sujet nous lisons dans l'excellent traité d'Hygiène de M. Rostan une savante dissertation sur les abus que le coït entraîne après lui. Nos lecteurs nous sauront gré d'emprunter ici l'éloquence de notre jeune professeur, appelé à être un jour un des meilleurs soutiens de notre école.

« L'individu qui se livre avec excès au coït ou
» à la masturbation, dont les effets sont à peu
» près les mêmes, soit qu'il n'ait pas atteint tout
» son développement, soit que, l'ayant atteint, il
» sollicite ses organes par des excitations extraor-
» dinaires, soit qu'il ait passé l'âge de ces plaisirs,
» soit enfin que la faiblesse de sa constitution lui
» interdise ces jouissances, ne tarde pas à s'a-
» percevoir que sa digestion est laborieuse; que
» les aliments lui pèsent sur l'estomac, et que,
» mal élaborés, ils sont rejetés par les selles pres-
» que dans leur état naturel; l'appétit est nul;
» l'absorption intestinal est aussi nécessairement
» faible, puisque la chymification ne s'effectue
» qu'imparfaitement. L'absorption interstitielle
» est ordinairement active; et comme la répara-
» tion est incomplète, une maigreur profonde ne
» tarde pas à se manifester; il existe des palpita-
» tions fréquentes; il survient quelquefois des ané-
» vrysmes et des ruptures de cœur; le sang est sé-
» reux et peu abondant, d'où résulte la pâleur
» générale; la respiration est gênée. L'individu

»qui commet des excès ressent fréquemment
» des suffocations, des douleurs sous le ster-
»num et dans le dos, entre les épaules. La
»phthisie pulmonaire peut s'emparer de lui,
» l'exhalation cutanée est ordinairement aug-
» mentée, d'où résulte encore une nouvelle cause
» d'affaiblissement. La face est pâle, les lèvres
» sont décolorées, les yeux caves et ternes, ils
» laissent échapper des larmes involontaires; les
» pommettes sont saillantes, les tempes et les
» joues creuses; les ailes du nez, les oreilles
» froides et sèches; la peau du front est tendue
» et ridée prématurément; la vue est affaiblie;
» des nuages semblent envelopper les yeux, de-
» vant lesquels voltigent mille corps imaginaires;
» ces organes ne peuvent rien fixer, et la surdité
» survient assez souvent; l'ouïe est obtuse et tour-
» mentée continuellement par des bourdonne-
» ments et des tintements importuns; l'odorat,
» le goût, le tact perdent leur finesse et se per-
» vertissent. Ce n'est pas seulement sur les sen-
» sations et leurs instruments qu'exercent leurs
» ravages les excès dont nous parlons; le centre
» de perception, le cerveau, partage cet état dé-
» plorable; la mémoire se perd; l'attention, sans
» laquelle il ne peut y avoir d'instruction, s'affai-
» blit et se détruit; le jugement se détériore;

» de là l'idiotisme acquis, la manie, la mélanco-
» lie, l'hypochondrie, l'hystérie et tout le cortége
» des maladies nerveuses. La partie de l'encéphale
» qui préside aux mouvements n'est pas exempte
» de troubles ; le temblement des membres, les
» spasmes, les convulsions, la catalepsie, l'épi-
» lepsie, se manifestent fréquemment, ainsi que
» la maladie de *pott*, et la plupart des affections
» connues. Tels sont en peu de mots les fruits
» amers des excès vénériens (1).

M. Rostan, qu'on ne saurait trop citer, ajoute
encore dans le même chapitre, qu'effrayés à juste
titre de la détérioration funeste de leur santé,
quelques personnes se condamnent, pour y remédier, à une continence absolue. Cette conduite
peut être encore blâmable : il ne faut se sevrer
que peu à peu de ces plaisirs, ne prendre jamais
qu'une nourriture saine, nullement excitante.
La première, la plus importante de toutes les
indications, c'est bien certainement la disconti-
nuation des excès. Heureux, mille fois heureux!
celui qui est encore à temps de renoncer à ses
habitudes funestes!

L'auteur que je viens de citer a voulu principalement faire ressortir le danger qu'il y a de

______

(1) *Cours élémentaire d'Hygiène*, Effets et abus du coït,
pag. 331.

trop se livrer au coït. Ne devons-nous pas, sans espérer de le faire avec la même éloquence que notre
confrère, dire aussi en passant un mot des graves
accidents produits par la masturbation, vice
honteux, et malheureusement si connu et si en
pratique parmi les jeunes gens de l'un et de
l'autre sexe ? Serait-ce sortir de mon sujet que
de consacrer quelques pages à entretenir nos
lecteurs d'un vice affreux qui frappe la société
dans ses premiers éléments, et qui, chez les
jeunes personnes, est une des causes les plus fréquentes de la maladie dont nous traitons dans
cet ouvrage? Quand je dis que ce vice frappe la
société, c'est qu'elle énerve, dès les plus tendres
années, des sujets qui, forts et robustes, auraient
puissamment contribué à concourir à sa conservation et à sa splendeur; car, n'est-ce pas cette
passion dégradante qui imprime quelque chose
de particulier sur les traits de nos jeunes gens?
Voyez cette jeune fille aux traits décolorés, à la
figure pâle et languissante, les yeux cernés, les
muscles mous et délicats, et l'état général de
dépérissement dans lequel vous la voyez chaque
jour tomber; c'est aux pertes blanches qu'on
attribue son état de mauvaise santé, mais on se
garde bien de chercher à apercevoir quelle est
la cause primitive qui a amené ces fleurs blanches;

on s'arrête là, et l'infortunée sur qui l'on ferme les yeux hâte de jour en jour sa perte sans même qu'une mère prévoyante ait le temps d'arrêter sa fille sur le bord du précipice.

Je ne craindrai pas d'avancer que la masturbation est chez les femmes, et particulièrement chez les jeunes personnes, une des principales causes de la leucorrhée; on ne pourrait donc trop insister là-dessus, et il est du devoir d'un médecin prudent et éclairé d'avertir une mère de ses soupçons, de lui faire part de ses craintes à ce sujet, et de l'engager fortement à ne pas perdre l'œil de dessus son enfant. J'en dirai autant aux maîtresses de pension, trop négligentes sur cet article, et qui n'apportent jamais les soins et l'attention qu'elles devraient constamment garder sur un dépôt précieux qui leur a été confié, et dont elles sont responsables.

Loin de moi l'intention de faire rougir le lecteur par les détails dans lesquels je pourrais entrer au sujet d'un vice, dont cependant les résultats sont si tristes et si funestes : j'irai plus loin dans ma réserve, je m'abstiendrai de citer plusieurs exemples récents que m'a fournis une pratique étendue; je tairai aussi quelques observations que plusieurs de mes confrères m'avaient communiquées, et qui cependant serviraient à prou-

ver que les dangers que je parais tant redouter
ne sont point exagérés.

Le développement du système nerveux et la
prédominance de son action sur celle des autres
parties de l'organisme entraînent assez fréquemment à la masturbation ; aussi c'est ce qui explique pourquoi les femmes faibles et très nerveuses sont très sujettes à ce détestable penchant.
Un rien, un attouchement, un regard, révèle
dans l'enfant encore jeune un sens nouveau
pour lui ; peu à peu les forces de la vie se con-
centrent vivement vers les parties génitales ; la
jeune personne, entraînée par un plaisir trompeur, s'y livre avec ardeur, et contracte une passion qui un jour, si elle ne l'enlève pas, lui
laissera un cortége de maux mille fois plus terribles que la mort.

Ce sera donc toujours aux mères de famille
et aux personnes chargées de veiller à l'éducation des jeunes personnes que nous adresserons
nos conseils : on ne peut trop leur recommander d'éviter soigneusement de jamais se per-
mettre le moindre mot à double sens, qui puisse
diriger l'esprit de leur enfant ou de leurs élèves
vers des objets dont la connaissance leur doit être
révélée beaucoup plus tard. Malheureusement,
de nos jours, ces précautions salutaires ne sont

point prises ; on ne se contraint plus, ni dans les paroles, encore moins, bien souvent, ni dans les actions : on croit que l'enfant, trop jeune, ne comprend rien ; ou bien, s'il est plus âgé, on suppose qu'il est instruit, et qu'il n'y a plus rien à lui apprendre en parlant devant lui. Pères et mères imprudents ! ne voyez-vous pas que vous enflammez une imagination toute neuve et prête à prendre feu, et que bientôt, sans vous en douter, vous serez les auteurs de cet incendie qui les consumera, et qui vous privera de tout ce que vous aviez de plus cher au monde ?

Vous ne craignez pas de confier à des nourrices, à des domestiques, et enfin à toute sorte de mains mercenaires vos enfants jeunes encore, jouissant de ce précieux bien, l'innocence, et vous êtes en sûreté. C'est au médecin philosophe à signaler ici les innombrables abus qui se commettent chaque jour, et dont plus d'une fois nous avons eu le triste spectacle. Mais arrêtons-nous ! pourrions-nous le faire sans rougir nous-même !!!

L'habitude funeste de l'onanisme est généralement trop étendue, dans tous les établissements publics, où une grande quantité d'enfants de l'un ou de l'autre sexe se trouvent rassemblés. L'éducation publique, sous ce rapport, présente un résultat extrêmement fâcheux. On ne

saurait donc trop recommander aux personnes
riches de faire élever leurs enfants sous leurs propres yeux ; la surveillance d'un maître ou d'une
maîtresse de pension est toujours très difficile
à exercer, malgré leur bonne volonté. La corruption la plus grande règne dans tous nos grands
établissements ; l'acte de la masturbation est souvent exercé publiquement et sans pudeur, et les
jeunes filles, quoique plus timides et plus rete-
nues que les garçons, ne se livrent pas moins
entre elles à cet acte criminel, et l'on voit dans
certains pensionnats, que nous nous abstiendrons
de nommer, de jeunes demoiselles, sous le voile
de l'amitié, pousser cette pratique honteuse jusqu'au scandale. Les liaisons intimes formées sous
un spécieux prétexte abusent beaucoup de maîtresses, qui ne voient pas qu'il y ait lieu à empêcher une chose qui cependant peut devenir très
funeste à ces jeunes élèves. Les nombreux romans qui couvrent les étalages de nos libraires,
et dont bientôt nous serons inondés, ont puissamment contribué à réveiller chez les jeunes
gens des idées qui ont donné lieu à la masturbation.

Un docteur distingué de la capitale, médecin
d'un pensionnat des plus en réputation à Paris,
me disait dernièrement que sur quarante à cin-

quante jeunes personnes il en existait presque
la moitié sujettes aux fleurs blanches, et qu'il
ne les attribuait qu'à ce funeste penchant auquel il
avait remarqué que les jeunes élèves étaient aban-
données. J'aurais pu discourir fort longuement
sur une habitude aussi répandue; j'aurais pu citer les observations d'auteurs qui ont écrit *ex pro-
fesso* sur ce sujet, et qui, comme Tissot, ont fait
ressortir tous les ravages causés par l'onanisme,
mais ma plume répugne et n'ose toucher à de
pareils tableaux. Je trouve une tâche plus
douce à remplir, c'est celle de donner des conseils aux personnes qui sont intéressées à con-
server la santé d'enfants qui leur sont chers, et
par là arriver à préserver les jeunes filles de la pratique coupable de la masturbation, cause des
plus fréquentes qui contribuent à leur donner des
fleurs blanches.

On ne pourra trop répéter à la personne encline
à ce vice, que le plaisir de peu de durée qu'elle
se procure ne lui laissera plus tard que regrets et
amertume, et qu'il n'est pas au monde d'être plus
malheureux que celui qui se trouve ainsi maîtrisé
par son propre tempérament, et qui est incapable
d'une résolution ferme. À ses yeux on pourra encore dérouler le tableau des maux sans nombre
auxquels elle s'expose. Mais tous ces conseils,

toutes ces remontrances sont encore de bien peu de poids, si une mère n'a pas l'attention de surveiller son enfant ; elle doit ne pas la quitter d'un seul instant : car il existe chez l'individu porté à la masturbation deux volontés bien distinctes, l'une qui résiste, et l'autre plus forte qui l'entraîne ; il forme d'excellentes résolutions, et sera inébranlable dans sa promesse ; mais en recommençant de nouveau il dit toujours, c'est la dernière fois.... Hélas ! il n'est quelquefois plus temps : les maladies sont arrivées, une consomption plus ou moins rapide en est souvent la suite, les différentes affections organiques du système nerveux se déclarent, et la mort vient enfin terminer une existence déplorable.

Plus haut nous avons déjà démontré que l'appareil digestif ainsi que le système nerveux avaient des rapports très intimes avec les organes génitaux : aussi est-il évident que les femmes sujettes aux fleurs blanches très abondamment, et qui avec cette maladie continuent à s'adonner au coït ou à la masturbation, ne peuvent plus fournir à la dépense excessive qu'elles font ; de là ce marasme et la maigreur dans lequel nous voyons plongées une partie de nos dames. L'affaiblissement des facultés intellectuelles augmente tous les jours ; cette faiblesse est quelquefois portée si loin, que le sommeil fuit les paupières de ces malheureuses, et qu'elles sont incapables de se livrer au moindre ouvrage ; les organes des sens et principalement celui de la vue perdent peu à peu de leur extrême sensibilité ; des migraines affreuses se déclarent ; les yeux deviennent pesants, et sitôt que la vue est fixée avec attention sur un seul objet, des étourdissements violents se font ressentir et ressemblent assez à l'état d'ivresse.

J'ai connu une jeune femme sujette aux pertes blanches assez fortement, se livrant avec passion au coït, et beaucoup moins qu'elle l'aurait désiré, puisqu'elle avait encore le défaut de la masturbation, jouissant d'un appétit démesuré, et cependant extrêmement maigre et desséchée ; sa vue était excessivement fatiguée ; si elle restait quelques instants à un ouvrage, quoique fort léger, des maux de têtes venaient l'assaillir, ainsi que des bouffées de chaleur, qui la mettaient pour ainsi dire en nage ; elle était sujette aux attaques d'hystérie, et joignait à toutes ces choses une toux catarrhale très opiniâtre. Devenue chlorotique, il se déclara chez elle une phthisie pulmonaire. Elle a rejeté nos conseils ; j'ignore si elle vit à l'instant même où je trace cette observation, où l'on voit une jeune femme

de vingt-huit ans succomber aux ravages causés
par la masturbation. Je l'ai perdue de vue depuis
environ un an , époque à laquelle je lui donnai
des soins après une fausse couche suivie de
pertes considérables qui déjà faillirent à compromettre ses jours.

Les femmes leucorrhoïques sont ordinairement
très sensibles , la moindre impression leur est
pénible ; et chez celles qui se sont livrées à l'onanisme , ou qui ont fait des excès dans le coït ,
les principaux nerfs sont facilement agacés ; elles
deviennent très sujettes aux spasmes hystériques,
qui ne viennent qu'à la suite d'une irritation pro-
longée du système nerveux. Cette affection que
toutes les femmes redoutent est non seulement
entretenue , mais encore aggravée par la conti-
nuation de cette pratique pernicieuse , de même
que par la présence continuelle des fleurs blanches ; véritable phlegmasie désorganisatrice qui
tend chaque jour à épuiser l'économie ; les digestions deviennent très difficiles ; des diarrhées
continuelles donnent à ces femmes leucorrhoïques des douleurs colliquatives, qu'elles désignent
généralement sous le nom de *mal d'entrailles ;*
les intestins, continuellement irrités, entretiennent une phlegmasie de la membrane muqueuse
intestinale qui finit par enlever la malade comme

nous avons été à même de l'observer ; il est rare aussi que la leucorrhée ancienne n'amène pas aussi des ulcères et cancers de matrice.

Les femmes atteintes de catarrhe utérin chronique sont presque toujours mélancoliques et hypochondriaques ; les systèmes génital et gastrique, à la fois attaqués, tombent l'un et l'autre dans une extrême faiblesse ; l'estomac finit par ne plus faire ses fonctions, ou les fait mal. Cette complication de maux rend les malades acariâtres, dégoûtées de tout : cette femme aimable, ce sexe si bien fait pour être aimé, devient à charge aux personnes qui l'entourent. Souvent l'approche d'un homme leur devient insupportable ; volontiers elles refuseraient d'accomplir les devoirs doux de l'hymnée, si la crainte de déplaire à un époux qu'elles aiment n'était pas là pour les retenir ; elles se rappellent qu'auparavant elles se donnaient à lui avec plaisir, et que maintenant ce n'est que depuis qu'elles sont attaquées de cette fâcheuse leucorrhée, qu'elles éprouvent pareil dégoût. Cette femme faite cependant pour faire l'ornement de la société la fuit, parcequ'elle sent tout ce qu'a de pénible sa triste position ; elle dévore son chagrin et son mal, et a soin de cacher secrètement, même à son mari bien souvent, la cause de ses souf-

frances et de son changement général. L'infortunée ! elle ne réclamera nos soins que lorsque la maladie aura fait des progrès si funestes,
qu'il nous sera peut-être impossible de lui porter
quelques secours. Souvent la persévérance d'un
petit traitement , la constance dans un régime
qui est nécessaire à cette affection , la rebute ;
elle vit avec un ennemi qui de jour en jour em-
piète du terrain , prend tour à tour plusieurs
formes avant d'enlever la malade, lui fait souffrir
des maux de toute nature , et enfin enlève à la
vie une femme qui depuis long-temps y avait
renoncé , sentant bien que ce n'était plus pour
elle qu'un fardeau trop lourd à porter.

La phthisie pulmonaire est fréquemment sur-
venue à de jeunes personnes sujettes aux pertes
blanches , et en particulier à celles qui ont trop
exercé les organes de la génération. La leucorrhée
peut influer d'une manière très sensible sur les
organes de la voix , sur ceux aussi de la respiration. Tous les physiologistes sont d'accord sur
l'extrême sympathie existant entre les organes de
la génération et la voix ; des observations plus
précises et une connaissance plus profonde des
divers changements qui peuvent s'opérer sur les
femmes atteintes de fleurs blanches aideraient encore beaucoup au diagnostic de cette maladie.

Pour nous , nous voyons tous les jours des femmes attaquées de catarrhe utérin se fatiguer très facilement et au moindre exercice ; la respiration chez elles devient difficile et précipitée ; un exercice tant soit peu violent leur devient très pénible ; la moindre marche les essouffle et les met tout en sueur ; au moindre changement de temps , une toux légère vient annoncer la facilité avec laquelle les poumons peuvent devenir le siége d'une inflammation. Quoique nous appuyons légèrement sur ces différentes remarques, il y en a assez je pense pour réveiller l'attention du médecin physiologiste , et l'engager à étudier plus à fond cet intéressant sujet , pour faire participer la science à ses utiles découvertes.

Je sens la nécessité , avant de passer à un autre chapitre , de remplir la tâche que je me suis imposée en commençant celui-ci , et d'indiquer aux mères de famille quelques moyens utiles pour empêcher leur enfant de se livrer à l'acte de l'onanisme.

Quand une mère sage et prudente aura consulté un médecin éclairé , et que l'un et l'autre auront sur la jeune personne des soupçons et même la conviction qu'elle se livre à la masturbation , on ne doit rien négliger pour la corriger de cet horrible penchant. Les signes aux-

quels le médecin praticien reconnaîtra si l'enfant
a ce défaut sont assez peu rationnels ; cependant
une grande habitude fait qu'on s'y méprend difficilement. La face est ordinairement décolorée,
quelquefois à la suite de la masturbation, une
maigreur excessive fait chaque jour des progrès
très marqués ; bien souvent la fétidité de l'haleine
existe, ainsi qu'un cercle noirâtre autour du
globe de l'œil: à ces différents symptômes se joint
souvent encore des faiblesses dans les jambes,
des étourdissements, de violents maux de tête,
un état général de langueur et d'abattement dans
tout le corps ; la mélancolie est aussi une des
suites de l'onanisme. Le médecin prudent doit
avertir qu'il craint que cette jeune personne ne se
livre à quelques pratiques secrètes, qu'il est temps
d'arrêter, si l'on ne veut pas les voir devenir funestes à sa santé. Rarement, il est vrai, le médecin en pareil cas ne sera appelé à prononcer
avec conviction sur ce sujet ; la remarque qu'il
fera, sera toujours suffisante pour des parents
qui ne demandent qu'à être confirmés dans leurs
soupçons. Cependant les parties soumises à la
vue et au toucher, éclaireraient davantage le
diagnostic que l'on a à porter, car il n'est point
rare de trouver chez les femmes adonnées à la masturbation les grandes lèvres et le clitoris singuliè-

rement développés , et ce dernier organe extrêmement sensible au toucher. Nous devons cependant ajouter que ces signes ne seraient pas
encore assez suffisants pour engager le médecin
à prononcer avec pleine et entière assurance.

Combien il est facile à une bonne mère de
s'acquitter de ce soin ! et quand il s'agit de la
conservation de son enfant, doit-elle balancer
un instant à lui faire entrevoir le précipice dans
lequel elle va se plonger ? Elle lui fera sentir avec
douceur que son bonheur étant fondé sur les
sentiments de tout ce qui l'entoure , elle n'a pour
plaire et charmer que les qualités dont la nature
s'est plu à la douer ; surtout cette mère tendre
s'attachera à piquer fortement l'amour-propre
de sa fille , à réveiller en elle le sentiment pré-
dominant chez les femmes , la coquetterie ; en
peignant les ravages que cette passion funeste
laisserait pour la vie empreints sur tous ses traits,
à la leçon , elle pourra joindre des exemples qui
sans doute ne lui manqueront pas , elle lui fera
entrevoir aussi combien il serait affligeant pour
elle de se voir à son tour citer comme ayant cet
horrible défaut. Nul doute qu'elle ne parvienne
à corriger sa fille en ayant toute sa confiance et
en exerçant sur elle cet empire maternel qui ne
fut jamais rigoureux ni à charge à des enfants

bien nés. La religion sera aussi, en pareil cas, un auxiliaire fort utile et nécessaire ; et même l'empire qu'elle exerce sur tous les cœurs qui ont été élevés dans ses saintes croyances l'a fait trouver douce et consolante, et bien capable de servir aux jeunes personnes qui la professent, de barrière à un vice honteux qui les emmèneraient nécessairement au tombeau.

Le séjour à la campagne, les longues promenades, un régime végétal seront encore salutaires en pareil cas. Si la jeune fille adonnée à ce défaut, a un écoulement plus ou moins abondant par le vagin, et si rien ne pouvait la déshabituer de la masturbation, la force de l'habitude l'emportant toujours, il est du devoir d'une bonne mère, et ce devoir lui est impérieusement prescrit, de ne quitter ni jour ni nuit son enfant, d'avoir constamment sur elle les yeux, de ne pas souffrir qu'elle soit un seul instant du jour seule, et même de passer les nuits auprès d'elle pour l'empêcher de se livrer à son affreux penchant. Une mère qui en agirait autrement se rendrait coupable, si elle venait par sa faute à perdre un enfant, à la fleur de l'âge, au moment où il était prêt d'entrer dans le monde pour en faire le plus bel ornement.

CHAPITRE XI.

De quelques autres causes secondaires qui peuvent contribuer à donner aux femmes des fleurs blanches.

A l'exemple de Blatin et de plusieurs autres
auteurs qui ont écrit sur les fleurs blanches, je
ne donnerai point tous les détails des moindres
causes qui peuvent contribuer à amener cette
maladie ; car bien souvent leur recherche mi-
nutieuse s'est étendue jusque sur des causes
qui n'ont jamais pu procurer le catarrhe utérin.
Quand j'ai consacré un chapitre tout entier, le
précédent, à parler du vice de l'onanisme, c'est
que j'avais la conviction que dans beaucoup de
cas il avait amené des leucorrhées excessivement
rebelles, et que nous en avions des preuves irré-
cusables ; que de fois n'avons-nous pas vu des médecins, soit par la crainte d'alarmer, ou plutôt par
condescendance, attribuer à mille petites causes
insignifiantes des écoulements de cette nature,
tandis que cherchant à s'en imposer à eux-mêmes
pour ne point rougir de leur faiblesse et de leur

complaisance., ils savaient parfaitement que les misères accusées par les femmes leucorrhoïques n'entraient pour rien dans leur affection , et que la seule et unique cause qui l'avait produite et qui l'entretenait était ou des excès dans le coït, ou cette passion sur laquelle nous avons appuyé fortement dans le chapitre dixième , la masturbation !

Voyez Sennart, il nous assure avoir vu des écoulements produits par des eaux minérales : j'ai peine à croire à cette assertion. Stahl nous dit aussi avoir vu un grand nombre de fois le lait produire des pertes blanches à des femmes, malgré qu'elles en eussent fait usage en très petites quantités. Plusieurs auteurs ont aussi grossi leur recueil d'observations encore bien plus insignifiantes. Auraient-ils craint d'émettre leur véritable opinion ? J'ose croire cependant qu'ils l'ont fait avec bonne foi ; je préfère leur rendre cette justice que de les soupçonner d'avoir induit leurs lecteurs en erreur.

Le dérangement des menstrues peut bien encore être cause de la leucorrhée, puisqu'on a vu des femmes chez qui les fleurs blanches alternaient avec l'écoulement périodique , d'autres encore qui n'ont jamais eu de menstrues, perdre continuellement en blanc et en rouge.

Les femmes qui ne veulent ou ne peuvent point allaiter leurs enfants et qui font subitement passer leur lait, ont souvent été subitement aussi prises d'un écoulement très abondant par la vulve. La sécrétion laiteuse restant stagnante dans une partie, il s'ensuit une pléthore souvent générale; une partie cependant est absorbée, mais il n'est point rare de voir de jeunes femmes qui ont eu des enfants qu'elles n'ont jamais voulu allaiter, être extrêmement fortes et puissantes à l'âge même de vingt à vingt-cinq ans. Les vaisseaux de l'utérus disposés après le travail de l'enfantement à recevoir une grande quantité de fluides, se gonflent et se dilatent considérablement, et procurent aux femmes un écoulement qui aura d'autant plus de peine à se dissiper, que cette partie deviendra le centre de toutes les humeurs. Cette leucorrhée qui fréquemment arrive à la suite de l'enfantement, n'amène que rarement la maigreur, au contraire nous voyons chaque jour des femmes très puissantes et jouissant même en apparence d'une excellente santé, avoir avec abondance des pertes blanches, qu'elles regardent même comme salutaires à leur tempérament; chez ces femmes-là les inflammations peuvent être fort dangereuses, et il peut fort bien à la longue se déclarer chez elles des abcès ou polypes de matrice, et d'autres fois l'on a vu des femmes devenir phthisiques pour n'avoir point voulu remplir le devoir d'une mère en entier, c'est-à-dire nourrir leurs enfants.

La suppression d'un exutoire quelconque a pu devenir la cause de la leucorrhée, surtout chez les femmes d'un tempérament lymphatique : quant à une suppression de transpiration, d'une sueur de pied, d'un coryza par exemple, ce ne peuvent être que des causes prédisposantes. Stahl, Riedilinus, Raulin et autres auteurs nous citent une foule d'observations qui sembleraient prouver que ces petites choses que nous ne regardons que comme secondaires, doivent, au contraire, être mises en première ligne comme causant fréquemment le catarrhe utérin. Nous avons déjà indiqué à ce sujet notre façon de voir, nous n'y reviendrons point ; et nous ne transcrirons aucune de leurs observations, qui cependant réclament l'attention du praticien qui voudrait se livrer au traitement de cette affection.

De nombreuses maladies ont donné lieu au catarrhe utérin, notamment les fièvres continues et de longue durée : peut-être dans ces cas ces écoulements étaient-ils critiques, et par conséquent salutaires aux personnes qui venaient d'échapper à une maladie longue et dangereuse;

il serait donc imprudent de vouloir de suite supprimer ces pertes blanches : nous établirons une différence de traitement, et agirons tout autrement dans cette leucorrhée que nous appellerons succédanée.

Cette variété du catarrhe utérin rappelant des sécrétions ou excrétions établies par la nature, devient pendant quelque temps une évacuation nécessaire et supplémentaire, si je puis m'exprimer ainsi, puisqu'elle tend à débarrasser l'économie d'un fluide qui troublait son harmonie.

Nous n'avons donc point voulu confondre cette variété importante de la leucorrhée. Quand on a cette affection à traiter, avant de chercher à y porter remède, le médecin doit s'enquérir des causes premières qui ont pu la produire ; il n'est donc pas toujours sans danger de vouloir l'attaquer : voici du moins une circonstance qui nous le prouve.

Raulin, déjà cité plusieurs fois dans cet ouvrage, nous assure avoir vu des femmes mal réglées, ou qui ne l'étaient presque pas, qui se trouvaient fort soulagées lorsqu'il leur survenait des écoulements leucorrhoïques. Nous avons donné, en décembre 1823, des soins à une jeune personne qui eut une entérite violente, et qui a resté plusieurs mois après sa

convalescence sans être réglée ; il apparut aussitôt un écoulement muqueux par la vulve, qui dès
le principe fut accompagné de douleurs abdominales et épigastriques. Cet écoulement a encore augmenté par la suite : lorsque les menstrues
sont revenues en mars 1824, les fleurs blanches
ont considérablement diminué, et ont disparu
complètement lorsque nous l'avons mise à un
petit traitement et à l'usage de notre liqueur anti-
leucorhéenne.

Le flux hémorrhoïdal supprimé peut aussi
donner lieu au catarrhe utérin ; les tumeurs hé-
morrhoïdaires ont aussi entretenu la même maladie, mais sitôt que le flux supprimé a reparu,
les pertes blanches n'ont pas tardé à disparaître
aussi. Les lochies, chez les femmes en couche,
se suppriment fort souvent, et sont quelquefois
remplacées par des pertes violentes que l'on ne
supprimerait pas sans danger, comme Hoffmann nous le prouve dans ses consultations.

Nous comprendrons sous le titre de catarrhe
utérin critique tous les flux muqueux qui peuvent
s'établir sur la membrane muqueuse utéro-vagi-
nale pendant le cours et le plus souvent encore
vers la fin d'une maladie aiguë. Cet écoulement
est l'heureuse solution d'une maladie dangereuse,
aussi passera-t-il au bout de quelque temps sans

que la malade ait besoin de rien faire ; et si
même il persistait encore long-temps , on peut
l'attaquer sans crainte. Malheureusement cette
variété de la leucorrhée se présente plus rarement
qu'on ne pense, et cependant tous les jours nous
entendons des praticiens nous dire que les fleurs
blanches sont critiques , qu'il faut les respecter ,
et Raymond les voit presque toujours salutaires (1). Nous voudrions pour l'humanité pouvoir partager son opinion , mais heureusement
que l'expérience et l'observation ont guidé la
nôtre. Hunter nous parle d'une femme qui, dès
le début d'une fièvre de mauvais caractère , fut
attaquée d'une abondante leucorrhée critique ,
qui à son tour ne se termina qu'après un accouchement qui d'ailleurs fut fort heureux.

Madame F.... , âgée de trente-six ans, veuve
depuis dix ans , menant une vie très régulière ,
d'un tempérament sanguin , et fort sujette aux
fièvres inflammatoires , d'ailleurs réglée très
abondamment , fit une maladie où nous nous
trouvâmes dans la nécessité de lui tirer beaucoup
de sang , pour éviter les accidents inflammatoires
que nous redoutions. Cette maladie fut assez
prompte , la convalescence fut longue ; excessivement faible , elle resta près de trois mois sans

(1) *Des maladies qu'il est dangereux de guérir.*

être réglée : à la place, il s'établit, dès le début de la convalescence, une leucorrhée qui n'a fait qu'augmenter chaque jour ; voici environ huit ou dix mois qu'elle en est atteinte ; ses règles sont bien revenues, mais en moindre quantité qu'auparavant. Ces pertes la fatiguaient beaucoup : j'ai cru pouvoir, au bout de ce temps, essayer de l'en débarrasser par un traitement ; elle s'en trouva fort bien. Elles avaient déjà cessé, quand quelque temps après elles reparurent de nouveau : dans ce moment elle continue à faire usage des moyens que nous lui avons indiqués, et de notre liqueur. Les ventouses, dont j'ai chez elle réitéré souvent l'application, lui ont été très favorables.

Tout en traitant le catarrhe utérin, nous savons établir des différences, saisir toutes les nuances que cette maladie présente, et reconnaître les formes dont elle est revêtue ; nous n'agissons qu'après avoir une conviction certaine et des données bien sûres sur l'affection que nous nous proposons d'attaquer. Si nous avons un catarrhe utérin aigu à traiter, nous trouvons toujours moyen de le supprimer peu à peu sans accident, en employant les remèdes les plus doux, les plus convenables aux malades et les mieux appropriés à l'idiosyncrasie du sujet.

Quant aux fleurs blanches à qui nous voulons bien par imitation donner le nom de critiques ou succédanées, soit qu'elles aient été établies par la nature, à la suite d'une maladie quelconque, soit que nous les regardions comme utiles à la santé, tout en suivant leur marche, et la bornant au besoin, si elles s'en écartent trop, nous ne faisons point de difficulté de les attaquer, si, voyant qu'elles persistent long-temps, elles peuvent devenir nuisibles à la santé de nos malades: nous n'avons plus aucun danger à redouter.

Si nous n'avons point cherché à établir de très grandes différences entre les leucorrhées héréditaire, constitutionnelle et même syphilitique, c'est que nous aurions craint de jeter nos lecteurs dans un dédale où ils auraient eu de la peine à se tirer, ainsi que nous-mêmes; elles se rattachent toutes à la principale, dont nous indiquons le traitement à quelques modifications près, que nous saurons établir dans le cours de cet ouvrage. Il arrive quelquefois que cette affection est si ancienne, qu'elle s'identifie tellement avec le sang, qu'elle réclame un traitement tout particulier, plus long et varié quelquefois, les moyens thérapeutiques employés dans tel cas échouant dans tel autre. Alors le but du praticien doit être de modifier ou changer même,

pour ainsi dire, toute la constitution de la malade, de purifier le sang, et le renouveler même
par des moyens appropriés et connus.

Dans le chapitre suivant, nous nous entre-
tiendrons de la leucorrhée héréditaire et constitutionnelle.

CHAPITRE XII.

De la leucorrhée héréditaire et constitutionnelle.

Il est assez rare qu'une mère leucorrhoïque ne mette pas au monde un enfant qui tôt ou tard sera atteint de cette affection , ou qui dès l'âge le plus tendre se trouvera en butte à toute autre maladie ; on voit des jeunes filles avoir dès l'âge de trois , quatre et cinq ans , des pertes blanches , des petits garçons entachés en naissant d'un principe scrofuleux. Un phénomène plus extraordinaire encore , c'est qu'on a vu des mères leucorrhoïques mettre au jour des enfants aveugles , ou bien encore ayant des ophthalmies extrêmement rebelles. Ces sortes d'écoulements qui ont pu causer de pareils accidents doivent être suspects aux médecins , et nous croyons qu'ils auraient nécessité un traitement anti-vénérien si nous nous étions trouvé appelé à les combattre, après surtout en avoir vu des résultats si funestes, qui, avouons-le pour le bonheur de l'espèce humaine , doivent être rares.

10

Pour attaquer convenablement et par un traitement salutaire cette maladie, chez ces enfants
voués malheureusement peut-être pour le reste
de leurs jours à des maux innombrables, il sera
nécessaire, avant d'entreprendre tout traitement,
d'observer strictement les règles d'hygiène, qui
ont sur la vie et la santé une très grande influence. Si l'on aperçoit chez une petite fille
de cinq à six ans un écoulement de fleurs blanches, on devra de suite l'envoyer à la campagne,
lui faire faire beaucoup d'exercice ; on choisira
de préférence une habitation élevée ; on la fera
coucher sur la dure ; de cette manière on favo-
risera de bonne heure l'organisation de cet enfant qui a une si forte tendance à se détériorer ;
car, dans cet état, si elle continuait à recevoir
dans une grande ville l'éducation efféminée qu'on
a l'habitude de donner à nos demoiselles, on ne
pourrait pas espérer de garder cet enfant. On
évitera à la campagne qu'elle ne fasse trop usage
de laitage, et cependant sa nourriture devra être
saine et en tout semblable à celle des habi-
tants de la campagne. En se conduisant ainsi,
sans même employer le moindre remède, on
verra peu à peu cet écoulement leucorrhoïque
disparaître, l'enfant bien se porter, et reprendre le teint frais et vermeil qu'elle aurait toujours

dû avoir. Si les pertes blanches, déjà un peu anciennes et tenaces, ne voulaient point se dissiper, on fera fréquemment usage des amers, de la gentiane ou du quinquina pris en décoction, et dont on fera aussi de légères injections dans le vagin; les bains froids, l'été, seront aussi très avantageux, et l'hiver, on se servira aussi avec succès des bains gélatineux répétés souvent.

On ne saurait trop éviter que les jeunes filles ne soient point exposées aux influences de l'humidité : sans cependant avoir des vêtements qui les couvrent trop, il faut qu'elles soient toujours bien vêtues. L'habitation qui les recevra sera saine ; les chambres où elles reposeront seront bien aérées pendant le jour. Les enfants doivent être aussi très soigneusement veillés : leur sensibilité exquise les porte fort souvent à des manœuvres dangereuses et à des désirs précoces, qu'on ne saurait trop prévenir ; c'est surtout le mauvais exemple que l'on devra s'empresser de bannir de leurs yeux avides de tout voir et de tout entendre, et prompts à comprendre un signe, à saisir un regard et à interpréter une seule parole

Je n'indiquerai point ici quels sont les toniques et les amers que l'on pourra employer avec succès, le nombre dans lequel chaque médecin peut puiser est considérable. Nous avons fait plusieurs

fois usage des eaux ferrugineuses, qui ont singulièrement fortifié des enfants faibles et sujets au
catarrhe utérin ; on ne devra employer que des
aliments nutritifs et réparateurs. On bannira de
leur table toute crudité, fruit, laitage, et en général tous les aliments lourds et de pénibles digestion. On couvrira l'hiver ces jeunes filles avec
la laine, dont les tissus seront très lâches, pour
favoriser le passage de la transpiration, qu'il est
bon de continuellement entretenir.

Quelquefois ces leucorrhées héréditaires chez
ces jeunes filles, regardées comme constitutionnelles, ont subitement cessé à l'apparition des
menstrues; mais il est rare à cet âge qu'un traitement thérapeutique bien dirigé, associé aux
soins hygiéniques les plus rigoureux, ne parvienne à débarrasser ces pauvres enfants d'une
maladie qui nécessairement empoisonnerait leur
existence, et qui, finissant par prendre racine,
ne s'en irait que très difficilement ou peut-être
même jamais, les priverait par là du doux nom
de mère en les rendant stériles, et flétrirait prématurément leur brillante jeunesse.

O mères ! écoutez nos conseils, si vous tenez
à transmettre à vos enfants le premier de tous
les biens, le meilleur de tous les héritages,
la santé ! Ne négligez point d'apporter tous vos

soins à l'éducation physique de ces êtres qui vous sont si précieux, tout ne vous en fait-il pas un devoir rigoureux et sacré ?

CHAPITRE XIII.

De quelques indications à remplir avant d'entreprendre le
traitement du catarrhe utérin.

Le médecin qui veut entreprendre la cure
d'une leucorrhée a plusieurs indications très
importantes à remplir. D'abord, bien connaître
toutes les variétés de cette maladie, et le genre
de celle que l'on a à guérir. Aux questions posées
aux malades, on reconnaîtra de suite si le catarrhe est aigu ou chronique, constitutionnel ou
syphilitique : dans ce dernier cas, il est assez
difficile au premier abord de porter ce diagnostic ; les malades n'éclaircissent jamais assez
le médecin ; la honte bien souvent les empêche
de confesser la vérité, si importante cependant
à connaître. On ne devra donc point négliger les
questions ; elles devront même être faites avec
adresse pour ne point confondre ces différentes
nuances si difficiles à saisir.

Le toucher sera quelquefois très nécessaire
pour reconnaître les différentes lésions qui pour-

raient survenir dans le vagin ou au col de la matrice, surtout lorsqu'il s'agira de s'assurer si cet
écoulement pour lequel on est consulté n'est
pas la suite d'un ulcère, d'un polype, abcès ou
cancer de matrice. On voit que la pratique du
toucher, dans le cas qui nous occupe, n'est pas
moins nécessaire que dans les accouchements,
je dirai même qu'elle l'est davantage, pour ap-
précier la nature de l'affection que l'on a à combattre. Ce n'est que par son usage que l'on reconnaîtra l'état du col de l'utérus et des parties
environnantes ; avec son secours, le praticien
s'assurera de suite s'il n'existe pas quelques squirrhes, polypes ou abcès de la matrice, ainsi
que divers engorgements qui peuvent survenir
dans les trompes et les ovaires, et autour du
col utérin ; par son usage encore on pourra prononcer s'il existait soit un renversement de matrice, les hernies entéro-vaginales et celle de la
vessie, et de suite y remédier, car ces divers accidents ont aussi donné lieu à des écoulements
par le vagin. On voit donc qu'il est plus important qu'on ne pense ; et cependant les médecins
en général le négligent ; ils vont plus loin, ils
le défendent (1). Nous partageons même là-des-

(1) Roussel, *Système physique et moral de la femme,*
chap. 7.

sus l'opinion de Roussel, qui nous dit qu'avant les accouchements on a beaucoup trop l'habitude de vouloir toujours soumettre les femmes au toucher, comme si on allait, par cette pratique, leur indiquer l'époque juste où elles doivent être délivrées ; mais, dans une maladie comme celle que nous traitons, doit-on s'en rapporter aux fausses données des malades, et que de fois ne s'est-on pas trompé sur le genre d'affection auquel une femme était sujette; en ayant dédaigné cette utile pratique ? Il est vrai de dire que le médecin craint bien souvent de faire une pareille demande , soit à la malade ou aux personnes qui l'entourent ; il craint, dis-je, d'effaroucher les femmes qui par une fausse honte refusent souvent de s'y soumettre ; mais si ces mêmes personnes qui s'obstinent à refuser au médecin de se procurer un des plus importants diagnostics savaient combien cette pratique est peu agréable pour lui, certainement elles ne balanceraient pas , puisqu'il s'agit d'opposer une barrière à leurs maux. Les médecins traitent aveuglément, la plus grande partie du temps , toutes les maladies qui se rattachent aux parties génitales de la femme; ces dernières n'apportent aussi que fort peu d'intérêt dans ces occasions à promptement se guérir. Le médecin, dans la

crainte d'un refus, élude presque constamment
de demander aux femmes de se soumettre au
toucher pour les traiter ; la plupart du temps il
ne connaît point leur affection : aussi les ren-
voie-t-il le plus souvent en disant que ce n'est
rien, qu'il n'y a rien à faire. Cependant le danger devient de jour en jour plus éminent ; la malade, malgré ses souffrances, s'est endormie sur
la parole de son médecin, qui lui a dit que ce
n'était rien ; vient le moment où il n'est plus de
saison de cacher son mal : regrets superflus, il
n'est plus temps de le guérir. Pour nous, nous
imiterons toujours un de nos célèbres praticiens
vivants, qui, donnant ses consultations dans son
hôpital, fut consulté par une femme sur une
affection organique de la matrice ; il lui proposa
de se soumettre au toucher, ne pouvant rien
lui ordonner sans cela. Cette femme, effrayée à
juste raison de la présence de cinquante à soixante
jeunes gens présents aux consultations quoti-
diennes du profond praticien, refusa obstinément de se laisser toucher. « Hé bien, lui répon-
dit le médecin, retirez-vous, et ne revenez que
lorsque vous serez décidée, et alors nous vous
indiquerons le régime que vous avez à suivre
pour vous guérir. » Cette malade souffrait ; le
lendemain elle revint décidée. Le toucher fut

pratiqué avec la plus grande décence, et la malade a guéri, ayant reçu les conseils nécessaires pour apporter remède à son mal.

Ce n'est qu'avec la plus grande décence que l'on doit pratiquer le toucher ; un seul doigt introduit dans le vagin suffira ; et encore y a-t-il des précautions et des règles à suivre pour procéder à cette opération. La main libre restera appuyée sur l'hypogastre un peu au-dessus du mont de Vénus ; la vue ne sera utile que lorsqu'on sera obligé de se servir du *speculum uteri*, ou si l'on veut s'assurer quelle est la partie qui est le siége d'un abcès ou d'une tumeur, ou encore, s'il est nécessaire de visiter le col de la matrice pour voir dans quel état il se trouve, s'il n'existe pas un engorgement ou un ulcère de cette partie ; une main exercée reconnaîtra, sans avoir besoin de recourir à la vue, si les grandes lèvres sont enflammées, boursouflées ou excoriées, et ne suintent pas elles-mêmes l'écoulement qui est survenu, ce qui arrive fréquemment.

Si l'on a simplement à procéder au toucher, on se placera devant la femme, qui se tiendra debout ; cette position de la femme est beaucoup plus avantageuse pour reconnaître les chutes et renversements de matrice ; cependant il est plus à propos de faire placer la femme

sur un lit bas, de manière à ce que la tête soit
plus élevée que le tronc, et que les membres inférieurs soient dans une demi-flexion, afin de
faciliter le relâchement des muscles abdominaux
et pouvoir plus facilement explorer le vagin. Le
doigt indicateur est le seul qui servira à cet
usage ; l'introduction de plusieurs doigts pourrait
rendre cette simple opération douloureuse pour la
femme. On aura soin d'enduire le doigt d'un corps
gras quelconque, dans une pommade par exemple, ou tout simplement dans de l'huile ; tout en
facilitant l'introduction du doigt, on peut par ce
moyen se préserver de certain virus dont la femme
qui se soumet au toucher pourrait bien être infectée, notamment du virus syphilitique, qu'en général les femmes affectent de confondre avec de
simples pertes blanches. L'inoculation du virus se
fait très facilement et avec une grande promptitude : nous en avons eu, il y a peu de mois, un
exemple funeste sur la personne d'un jeune élève
en médecine, qui a payé de sa vie son incrédu-
lité sur cette contagion du vice vénérien qu'il
voulait révoquer en doute. Si l'on avait au doigt
qui doit pratiquer le toucher une piqûre, on
devra s'abstenir de s'en servir ; une autre précaution n'est pas moins utile encore, qui est
d'avoir le soin de se laver les mains immédiate-

ment après ; et de ne pas revisiter une nouvelle femme sans ces salutaires précautions ; car on pourrait bien communiquer à la personne que l'on visiterait les impuretés de la première sur qui l'on aurait pratiqué le toucher.

Je le répète, ce n'est qu'avec la plus grande décence que l'on doit procéder à cette petite opération ; elle doit servir au médecin à toujours établir un diagnostic sûr et certain sur les différentes affections des parties génitales. Le doigt indicateur doit être alongé, et d'abord porté vers le rectum ; de cette manière on trouve bien plus facilement les grandes lèvres pour les écarter, et l'on évite de passer le doigt sur le clitoris, et de toucher un organe très sensible, qui pourrait occasioner des impressions douloureuses et fatigantes pour la femme. Lorsque l'on a plongé le doigt dans le canal, on s'assure de sa disposition ; on voit de suite si le rectum et la vessie sont vides ou non ; on reconnaît la position du col de l'utérus, l'habitude seule suffit ; on reconnaît encore si sa grosseur est naturelle, s'il est mou ou dur ; enfin on cherche à bien s'assurer des divers changements qui auraient pu survenir au col utérin, ainsi que dans tout l'intérieur du vagin ; on ne prolongera pas inutilement cette opération, qui cependant n'a rien de douloureux, mais qui doit singulièrement fatiguer les femmes.

Si l'on avait à pratiquer le toucher sur une jeune fille, on doit y aller avec la plus grande précaution, ne devant pas, sous aucun prétexte, déchirer la membrane de l'hymen ; si cependant on soupçonnait un abcès ou tumeur au col de l'utérus, et qu'il fût nécessaire de le faire, on aurait soin d'y procéder avec beaucoup de ménagement, surtout s'il s'agissait de la ligature d'un polype. Nous ne nous étendrons pas davantage sur la pratique du toucher ; il nous semble que son utilité dans les différents cas que nous venons de citer est suffisamment prouvée.

CHAPITRE XIV.

Un mot sur le cancer, le polype et l'ulcère de matrice.

Si nous avons tant insisté sur le danger qu'il y a de garder des années entières des pertes blanches sans apporter aucun remède à cet état fâcheux, c'est que nous avons vu l'incurie de plusieurs médecins sur cette maladie, et la tranquillité des malades sur leur position, qui cependant ne laisse pas que d'être affligeante, parceque cette simple leucorrhée ne conservera pas toujours une marche simple et franche : mille autres affections, plus graves les unes que les autres, peuvent venir compliquer un simple écoulement et enlever à la vie des personnes qui nous sont chères, au moment même où l'on ne s'y attendait nullement.

Je ne dirai qu'un mot en passant du cancer de matrice, qui peut survenir à toutes les époques de la vie, chez les femmes sujettes depuis long-temps aux fleurs blanches. On reconnaîtra sa présence aux pertes abondantes que la malade aura; l'écoulement, de jaunâtre qu'il était, finira par être purulent, sanieux et sanguinolent; des douleurs intérieures se feront ressentir, principalement au col de la matrice, dans tout l'intérieur de cet organe, au rectum et à la vessie; la malade accusera des douleurs pongitives et lancinantes vers le fond de la matrice; l'odeur de l'écoulement est quelquefois très fétide; d'autres fois bien d'autres parties se ressentiront de cette affection morbide; les aines, les reins et l'abdomen se trouvent douloureux ; c'est dans ce cas que le toucher sera fort nécessaire pour s'assurer positivement de l'état du col utérin, si l'on veut porter un diagnostic certain, et ne pas agir sans connaissance de cause, quand il s'agira de prescrire un traitement pour une maladie semblable.

Le médecin doit en pareil cas tenir compte de tout, et bien examiner les divers changements qui ont pu survenir dans cette partie, voir si le col de l'utérus est dur ou mollasse, si son orifice est plus dilaté qu'il ne l'est dans l'état naturel; bien examiner quelle est la partie qui fournit l'écoulement, et dans quel état elle se trouve; examiner la matière de l'écoulement pour s'assurer s'il n'existe pas quelques filaments sanguinolents qui annonceraient, soit la présence d'une tumeur, d'un ulcère quelconque, ou bien même d'un cancer. Je recommande toutes ces précautions, parcequ'il est extrêmement difficile de prononcer, dès le début, si une femme est atteinte de telle ou telle autre maladie. Tout en s'abstenant de porter un diagnostic trop prompt, remédier aux divers accidents qui se présenteront, et tâcher d'arrêter ou de borner les effets du mal, voilà l'indication que le médecin doit remplir de suite. Ce n'est point à la malade attaquée d'un cancer qu'il faut faire l'aveu d'une semblable affection ; car généralement on regarde comme perdue la personne atteinte d'un pareil mal : arrive malheureusement trop tôt encore l'époque où la malade elle-même ne peut plus douter de son mal. Le toucher seul est excessivement douloureux; l'écoulement de jour en jour devient plus épais, fétide et sanieux ; les extrémités du col de l'utérus sont inégales et repliées, et son orifice est quelquefois tellement resserré, qu'il est impossible d'y mettre le petit doigt. D'autres fois la matrice est très volumineuse, et cependant son col ne présente aucun gonflement, aucune ulcération apparente. La matière qui est chassée par le vagin n'en est pas moins ichoreuse et fétide ; l'on y aperçoit aussi des stries de substances putrides qui s'échappent de la vulve ; les douleurs sont particulièrement lancinantes vers le col utérin ; une chaleur et une pesanteur incom-

mode se font ressentir dans l'intérieur de l'anus,
et l'hypogastre devient tellement douloureux, que
la main seule, portée sur cette partie, augmente
considérablement les douleurs des aines, des
lombes et du ventre ; les urines sont rouges,
briquetées, et éprouvent de la peine à sortir.
Quelquefois même il est survenu à ces cancéreuses des rétentions d'urine qui les ont forcées
de recourir au chirurgien pour être sondées ; les
pertes varient beaucoup de même que les douleurs: tantôt elles se font fortement sentir, d'autres fois elles sont tellement bénignes qu'elles laissent aux infortunées l'espoir trompeur de guérir ;
malheureusement cette fausse sécurité a bien
souvent fait des victimes, puisque les malades
se sont endormies sur leurs maux, les ont né-
gligés, mais peu de temps s'écoulait dans cette
inaction blâmable, et les douleurs ne tardaient
pas à se faire ressentir avec plus de force et d'intensité.

On s'aperçoit tous les jours chez les personnes
cancéreuses des progrès très marquées qu'elles
font vers la maigreur : leur teint est pâle et jaunâtre, les chairs sont extrêmement molles ; l'éner-
gie, qui naguère vivifiait tous les tissus, a
complètement disparu ; le dégoût des aliments
et des jouissances de la vie en est encore une des

11

suites inévitables ; toutes les fonctions se dérangent les unes après les autres. Ces malheureuses fuient la société, s'enterrent dans une solitude. Le coït n'a plus d'attrait pour elles, puisqu'il ne fera que renouveler leurs souffrances si elles s'y livrent ; leur dégoût va quelquefois si loin, que la présence seule d'un homme les fatigue. En butte sans cesse à des coliques très violentes, ou bien encore à une constipation opiniâtre, ou à un dévoiement abondant, qui leur fait perdre beaucoup de sang par les selles, on en voit d'autres sujettes à des vomissements, à des fièvres de mauvais caractère. Le pouls est faible, petit et fréquent, le sommeil de peu de durée, et interrompu par les vives douleurs que la seule chaleur du lit procure à ces malades ; les jambes sont très faibles ; des syncopes fréquentes annoncent encore la période avancée du cancer, et cette misérable existence se termine ordinairement par une fièvre ataxique ou une hémorrhagie violente : on ne peut plus se méprendre sur le cancer à cette troisième période ; il serait même inutile d'avoir recours au toucher. Des caillots de sang noirâtre, extrêmement fétides, sont expulsés avec force de la vulve ; toutes les parties qui avoisinent la matrice sont aussi le siége des ravages plus ou moins grands occasionés par la présence du cancer. Le rectum et même quelquefois la vessie ont été vus couverts de larges et profondes eschares gangréneuses, qui ne tardent pas à enlever la malade, si déjà elle n'a pas succombé à ses longues souffrances.

La durée du cancer est plus ou moins longue, et varie singulièrement, depuis quelques mois jusqu'à plusieurs années, sans apporter grand changement à l'état maladif de la femme cancéreuse ; mais vient un instant où un malaise inexprimable ne leur permet plus de garder le repos ; à peine fixées dans un endroit, à peine viennent-elles de se placer, qu'aussitôt des douleurs sourdes, des espèces de chaleur les forcent à changer ; l'intensité du mal fait de jour en jour des progrès, et les douleurs finissent par devenir si vives, qu'elles tombent dans la tristesse la plus profonde, de même que dans le marasme le plus complet. Toutes les fonctions sont dérangées, et cependant il n'existe quelquefois pour tout symptôme de cette redoutable maladie qu'un simple écoulement sanieux et fétide. D'autres fois encore elle se présente de toute autre manière ; les règles continuent à couler, les douleurs ressenties par la malade sont encore supportables, et cependant les abcès cancéreux ne continuent pas moins à faire de rapides progrès.

C'est à tort qu'on a avancé que le cancer de matrice était contagieux. Jamais un homme, qui a habité jusqu'au dernier moment avec une femme cancéreuse, n'a eu à se plaindre de la moindre maladie ; il ne court donc aucun danger ; ils sont tout entiers pour la malheureuse qui se livre encore avec pareille maladie au coït, qui ne fait qu'augmenter son mal, et lui faire souffrir dans cette partie des douleurs insupportables, en attirant vers la matrice un afflux considérable de sang.

Le cancer a rarement son siége dans l'intérieur de la matrice ; c'est presque toujours vers le col qu'il prend racine, par une légère tuméfaction, qui d'abord s'aperçoit facilement avec le *speculum uteri*, et qui ne tarde pas à passer à l'état squirrheux, et puis à l'état de cancer ulcéré ; à ce période de la maladie la mort n'est point éloignée, la gangrène alors fait de rapides progrès.

A l'ouverture du cadavre d'une femme morte d'un cancer de matrice, nous trouvâmes toute la partie supérieure du vagin ulcérée, les trompes gorgées de sang, les ovaires squirrheux, et extrêmement volumineux ; à leur ouverture avec le scalpel, un pus extrêmement fétide en découla, la matrice était méconnaissable , tant les progrès du mal avaient fait de ravage. Dans cette partie, toute la membrane qui tapisse le vagin était noirâtre , et infiltrée par un sang violet et caillé très fétide.

Aucune affection ne simule mieux le cancer ou les ulcérations de la matrice que les fleurs blanches fétides et sanieuses. Quelques praticiens pourraient bien être induits en erreur , croyant au toucher reconnaître le col de l'utérus dur et volumineux , ou bien encore très mollasse ; quelquefois on pourrait croire aussi aux inégalités répandues à sa surface ; on devra donc toujours être très circonspect sur le diagnostic que l'on doit porter , et y revenir plusieurs fois avant de prononcer sur un cas aussi grave ; on a pris souvent l'alongement du col utérin pour un cancer. Le professeur Lallemant est le premier qui nous ait montré clairement l'erreur dans laquelle on avait été à ce sujet ; c'est un remercîment de plus à ajouter à tous ceux que l'on doit déjà à ce célèbre chirurgien , pour toutes les découvertes utiles dont il a enrichi l'art chirurgical , et qui dans ses fastes lui a adjugé le premier rang qu'il mérite sous tous les rapports de tenir.

L'inflammation chronique de la matrice en-

traîne fort souvent avec elle des fleurs blanches , âcres et fétides ; les symptômes ont même
quelque chose de commun avec le cancer utérin ;
les femmes ordinairement ressentent aussi des
douleurs plus ou moins aiguës dans les lombes , le ventre et les cuisses , et sa durée peut
être quelquefois très longue , quoique avec quelques remèdes appropriés, elle puisse aussi se terminer par le retour à la santé. M. Bayle , auteur
d'excellentes vues théoriques et pratiques sur le
cancer, nous assure que cette inflammation
chronique de la matrice ne s'est jamais ter-
minée par le cancer; il les a constamment trai-
tées avec succès par les toniques, les amers , de
même que par les eaux sulfureuses.

Quant aux polypes utérins, pour la plupart
corps fibreux , qui ne sont pas toujours situés à
la partie externe du col de la matrice, ils parvien-
nent avec le temps à distendre considérablement
cet organe , et procurent des écoulements de di-
verse nature , qui exigent à peu près le même
traitement que l'ulcère cancéreux ; les mêmes résultats souvent en sont les suites , et les malheureuses qui en sont atteintes se trouvent pour
la plupart vouées à la mort la plus douloureuse.

Il est encore des cas où le col de la matrice
est entièrement squirrheux ; l'extirpation est le

seul remède qui puisse sauver la malade ; c'est
là où l'on voit le talent du praticien briller. Rendons hommage à l'habileté du professeur Dupuytren, qui s'en acquitte comme de tout ce qu'il
entreprend, c'est-à-direavec le plus grand succès;
ajoutons plus,affirmons que c'est à sa seule dexté-
rité qu'on doit attribuer la réussite de cette dangereuse opération ; car cette extirpation peut bien
être suivie d'hémorrhagies formidables, la matrice se trouvant entourée de très gros vaisseaux,
que l'opérateur risque à chaque instant d'inté-
resser ; les médecins verront donc le danger
qu'il y a à pratiquer pareille opération, si elle
n'était pas parfaitement indiquée. La malade court
toujours de très grands dangers : quelle que soit
l'opinion que l'on ait portée sur la nature de la
lésion, il ne faut rien négliger pour la combattre
par tous les remèdes salutaires et connus ; on
peut alors espérer qu'en s'y prenant encore à
temps, peut-être les dispositions morbifiques,
qu'on ne fait que soupçonner, et qui existent
réellement, se dissiperont par l'emploi de ces
remèdes efficaces bien ordonnés et sagement
administrés. Si l'individu est pléthorique, on
s'attachera à combattre cette pléthore ; on ne
négligera point les saignées, les légers purgatifs
répétés, ni les injections dans le vagin. Après

un accouchement, on s'attachera à prévenir les maladies laiteuses, qui bien souvent ont donné lieu à des affections cancéreuses, ou tout au moins à des fleurs blanches très abondantes ; si la malade a une tendance aux scrofules et aux dartres, il faudra ne rien négliger pour les détourner ; c'est en s'y prenant ainsi que le médecin instruit préviendra bien des maux.

Mon intention n'est pas ici d'entrer dans beaucoup de détails au sujet des maladies cancéreuses ; je n'indiquerai que superficiellement les soins thérapeutiques à administrer aux malades ; mon but ne serait point rempli ; je ne dois que dicter un traitement curatif et préservatif aux fleurs blanches, et nous allons nous en occuper.

Cependant, si consulté par une femme qui accuserait des douleurs sourdes et lancinantes dans la matrice ou à l'orifice de son col, et que du reste il n'existe sur cette personne aucune altération remarquable, si ce n'est cet écoulement incommode par le vagin ; si la malade est pléthorique et sanguine en même temps, je ne balancerais pas à lui faire quelques saigné es générales et locales pour combattre la congestion sanguine qui commence à se déclarer vers le col utérin ; les sangsues seront appliquées à la marge de l'anus ou aux grandes lèvres de la vulve. On ne devra pas négliger les injections faites avec la décoction de morelle et de tête de pavots, les bains et demi-bains préparés avec les mêmes plantes ; et en général tous les anti-spasmodiques et narcotiques tant à l'extérieur qu'à l'intérieur. J'ai eu recours aussi avec succès chez une femme qui se plaignait de douleurs et d'élancements dans la matrice, à des demi-lavements faits avec une légère solution d'opium ; ces injections dans le tube intestinal auxquelles j'ai eu plusieurs fois recours, étaient le seul moyen qui soulageât cette malade.

Si l'on a à redouter quelques hémorrhagies graves, il ne faudrait point user de narcotiques, et recourir au contraire aux injections astringentes et aux boissons mucilagineuses ; la décoction de ratanhia et le sirop de grande consoude sont aussi d'un très bon effet. M. Alibert, que nous regrettons de ne pas pouvoir citer plus souvent, se sert d'un moyen fort ingénieux pour ralentir les progrès de la maladie ; il fait administrer à ses malades, en pareil cas, des douches ascendantes et réitérées, au moyen d'un long tuyau flexible, dont l'extrémité se trouve percée en arrosoir ; on l'introduit dans le vagin, tandis que l'autre bout communique à un grand baquet placé à une certaine hauteur, et rempli d'une décoction émolliente ou narcotique à volonté, ou même tout simplement d'eau pure. Cet ingénieux moyen demande à fixer les yeux du médecin ; s'il n'est d'aucun secours dans le cancer utérin, il nous sera d'une très grande utilité dans le traitement des fleurs blanches, car on peut à volonté, par ce moyen, donner une douche avec la préparation qui nous paraît la plus salutaire à la malade.

C'est aussi avec un très grand succès que M. Récamier, médecin distingué de l'Hôtel-Dieu, se sert d'un caustique pour détruire le cancer et le polype de matrice. A cet effet il fait usage de la pâte arsenicale dont M. Bayle a eu le premier l'heureuse idée ; c'est avec le *speculum uteri*, instrument dont nous avons déjà eu occasion de parler plusieurs fois dans le cours de cet ouvrage, et dont nous faisons un grand usage, que M. Récamier porte le caustique jusqu'au fond de la matrice. Le *speculum* est encore de l'invention de M. Récamier. Ce praticien est un de ceux que l'on doit citer comme un des plus fermes soutiens de l'art, et qui se livre avec le plus grand succès aux découvertes qui peuvent tourner au profit de la science ; je suis bien aise de trouver l'occasion de lui rendre cette justice ; car, ayant eu le bonheur de suivre quelquefois ses intéressantes leçons cliniques à son hôpital, j'ai été à même de juger que tout le bien que l'on pourrait dire de ce médecin ne serait point exagéré. Son *speculum uteri* est une des découvertes les plus simples et et en même temps des plus admirables. Cet instrument nous est tous les jours de la plus grande utilité quand il s'agit d'explorer le col de la matrice pour reconnaître l'état dans lequel il se trouve ; c'est avec ce *speculum uteri* qu'il porte sur l'ulcère même, à différentes reprises, ce remède énergique que nous employons nous-mêmes, tous les jours avec tant de succès pour détruire les rétrécissements de l'urèthre chez l'homme, d'après les procédés du célèbre Ducamp.

Il se trouve, dans le Dictionnaire des sciences médicales, une observation recueillie à l'Hôtel-Dieu, par M. le docteur Leperrcy, qui indique la marche que M. Récamier suit dans le traitement de l'ulcère de matrice, et la manière dont il porte le caustique pour détruire le mal ; je vais, sans y rien changer, la citer en entier :

« Madame L......, âgée de quarante-trois ans, d'un tempéramment sanguin, d'un embonpoint considérable, bien réglée, avait toujours joui d'une bonne santé ; ses couches avaient été très heureuses. Dans l'année 1816, deux ans environ après son dernier accouchement, apparition d'un écoulement fétide, continua-

tion des règles ; mais en cohabitant avec son
mari, léger écoulement de sang, qui cessait
après l'acte du coït, sans aucun malaise,
sans altération dans les jouissances conjugales.
Dans le commencement du mois de décembre 1816, M. Récamier pensa que c'était un fongus cancéreux ; trois jours après, M. Dupuytren toucha la malade et fut du même avis.
MM. Dubois, Pelletan et Boyer, consultés cha-
cun en particulier, partagèrent la même opinion
sur la nature carcinomateuse de la tumeur.
D'après la rapidité avec laquelle cette maladie
s'était développée, il était probable qu'elle ferait
incessamment périr la malade ; mais comme
elle était circonscrite et bornée à la lèvre antérieure du col, et que le reste de l'utérus paraissait sain, MM. Récamier et Dupuytren pensèrent
qu'on pouvait faire l'extirpation de cette tumeur,
sinon dans l'espoir de guérir la malade, au moins
dans celui de prolonger son existence. Cette opération fut pratiquée, le 15 décembre 1816, par
M. Dupuytren. La malade fut couchée sur le
travers de son lit, deux aides soutenaient les
membres inférieurs fléchis et écartés, un troisième aide pressait avec la main l'hypogastre du
haut en bas. M. Dupuytren, avec une pince de
muscia, portée dans le vagin, saisit le col de l'u-

térus, l'attira à la vulve, puis, avec des ciseaux courbés sur le plat, il fit l'ablation de la tumeur. Celle-ci était formée par une substance molle, fongueuse et comme cérébriforme. La section avait été faite sur un tissu qui paraissait sain, quoique un peu plus homogène que n'est ordinairement le col de l'utérus. (M. Récamier, qui conserve cette tumeur dans de l'esprit-de-vin, a bien voulu nous la montrer ; elle a encore le volume d'un œuf de poule ; son sommet, composé d'une substance cérébriforme, se réduit en bouillie.) Après l'opération il s'écoula une petite quantité de sang que l'on arrêta avec une injection d'eau et de vinaigre. Il ne survint aucun autre accident : vers le onzième jour la malade était convalescente. Quelque temps après, à la suite de l'application d'un cautère à la jambe droite, il se manifesta un assez vaste dépôt à la cuisse et une fièvre bilieuse qui retinrent la malade au lit ; au bout d'un mois ses règles reparurent, elle prit de l'embonpoint et se livra de nouveau à ses habitudes. Dans le mois d'avril 1817, un tubercule cancéreux, du volume d'une noix, s'était développé sur la lèvre postérieure du col utérin : M. Dupuytren en fit l'extirpation, et douze jours après, cette femme vaquait à ses occupations. Dans le mois de mai 1818, on reconnut que de nouvelles végétations s'étaient élevées sur la lèvre postérieure du col, et formaient un fongus inégal, lobulé, au pédicule duquel la cicatrice demi-circulaire de la base de la lèvre antérieure formait un demi-anneau. M. Récamier conçut alors l'idée de l'attaquer avec le caustique ; il inventa un instrument avec lequel il pût voir les parties affectées, porter dessus les caustiques, et garantir les parties environnantes de son action. Cet instrument, qu'il appelle *speculum uteri*, est très simple, et remplit parfaitement ces trois indications. C'est une sorte de tube métallique, dont le calibre variable doit être proportionné à l'ampleur du vagin. Une extrémité, que l'on peut nommer utérine, est coupée perpendiculairement, et présente un bord arrondi pour embrasser le col de l'utérus; l'autre extrémité est coupée obliquement de haut en bas, de manière à offrir inférieurement une espèce de gouttière, par laquelle on saisit l'instrument pour l'introduire dans le vagin et le tenir fixe et invariable pendant la cautérisation. La forme de cet instrument est à peu près celle d'un cône tronqué ; avant son introduction, on a soin d'enduire sa surface externe d'huile ou de cérat (1).

(1) M. Récamier a encore, depuis, fait subir quelques modifications au *speculum uteri*; maintenant il ne porte plus de gouttière, mais un manche que l'on peut confier à un aide dans cette opération ; on en fait aussi qui ont l'avantage

Vers la fin du mois de mai, M. Récamier fit la première cautérisation. L'application du *speculum uteri* ayant mis en évidence les parties affectées, on dirigea dessus un pinceau trempé dans du nitrate de mercure. Avant que de retirer le *speculum*, on eut soin de placer, sur la surface cautérisée, des tampons de charpie, destinés à empêcher que le caustique ne touchât les parties saines. Les douleurs furent modérées pendant la cautérisation ; on prescrivit des injections émollientes pendant la journée ; le soir, point de douleur, point de fièvre. Le deuxième jour, la malade reprit ses occupations. Pour favoriser la chute des eschares, on pansa soir et matin, avec des pinceaux enduits de miel rosat et d'extrait de jusquiame. Au bout de huit jours, les eschares étaient détachées ; nouvelle cautérisation, dou-leurs assez vives qui durèrent trois heures. Quinze cautérisations furent aussi successivement faites à huit ou dix jours d'intervalle, et détruisirent les végétations qui existaient sur la lèvre posté-rieure du col. Il est à remarquer que pendant ces cautérisations il n'est survenu aucun dé-rangement dans le flux menstruel, et que la santé de la malade n'a point été sensiblement altérée.

de se développer dans le vagin, et de ne point causer aux femmes de douleur par leur introduction.

Il restait encore à détruire un bourrelet rénitent, saillant de près d'un pouce, lequel occupait la base de la lèvre antérieure, cicatrisée depuis l'excision ; mais ayant remarqué, après avoir introduit le *speculum*, qu'il résultait de la saillie formée par le bourrelet une sorte de cul-de-sac en bas et en arrière, où l'on apercevait les rides de la membrane muqueuse du vagin, on craignit que le caustique, en s'épanchant, n'intéressât cette membrane. Pour prévenir cet accident, on tailla l'extrémité utérine de l'instrument en bec de flûte, de sorte que cette extrémité, s'enfonçant plus en arrière qu'en avant, préservait la muqueuse vaginale. Douze cautérisations ont suffi pour détruire ce bourrelet ; la malade les a supportées comme les précédentes : il n'en est résulté aucun accident fâcheux. Quelques cautérisations sont encore nécessaires pour faire disparaître un reste de dureté isolée. Maintenant le col de l'utérus est entièrement enlevé, et le caustique est porté sur la partie antérieure du corps même de l'utérus. Depuis quatre mois qu'on a commencé le traitement, il n'est point survenu de repullulation à l'endroit de la lèvre postérieure du col, qui est recouverte par une cicatrice aussi simple et aussi nette que la membrane muqueuse. L'état général de la malade est sensiblement amélioré, et tout semble promettre une guérison durable (1).

Nous avons eu occasion d'employer le causti-que de cette manière pour un ulcère situé au col utérin ; l'expérience nous a prouvé l'effica-cité de ce bon procédé, qui du reste est très facile au moyen de cet ingénieux instru-ment, que nous employons fréquemment dans notre pratique. On voit parfaitement dans quel état se trouvent la matrice et son col. On ne saurait trop s'applaudir d'une semblable découverte due au médecin philanthrope par excellence : nous souhaitons vivement pour notre part au savant docteur Récamier que ses généreux efforts soient constamment couronnés du plus grand succès.

Les fréquents déplacements de matrice, la descente, renversement, antéversion et rétro-version de cet organe ont fréquemment donné lieu à des pertes blanches. Ces différents acci-dents ne surviennent, en général, que pendant ou après l'accouchement ; alors il est peu facile de se méprendre sur la cause qui les produit. On doit de suite, si l'on veut faire disparaître les souffrances de la malade ainsi que les fleurs blanches, porter promptement remède à son état :

____

(1) Observations recueillies dans le *Dictionnaire des sciences médicales*, tom. xxxi, pag. 240, article *Matrice*, *signé*, Murat et Patissier, docteurs médecins de Paris.

sublatâ causâ , tollitur effectus. Les hernies de matrice demandent à être réduites de suite , et contenues avec un bandage.

Le professeur Chaussier , dans une lettre sur la structure de l'utérus , nous rapporte une observation d'une chute de la membrane interne de la matrice qui amena des fleurs blanches : cette observation a été recueillie par M. l'accoucheur Collomb , qui était le médecin de la malade. « Une jeune dame d'un tempérament vif , mariée » depuis cinq ans sans avoir fait d'enfants , alla à » Aix en Savoie , où on lui administra des dou- »ches , non seulement sur la région lombaire , » mais encore dans l'utérus , par le moyen d'une » espèce d'entonnoir. Après la douzième douche, » cette dame s'aperçut de la chute d'une tumeur » sur le bord de la vulve ; elle y ressentit un poids » incommode , des douleurs dans le bas-ventre , » et un malaise général lorsqu'elle agissait ; il lui » survint aussi une perte blanche très abondante, » souvent sanguinolente , et des accès de vapeur, » dont elle était vivement affectée. MM. Ponteau » père , Garnier et Collomb, consultés , reconnu- »rent le renversement de la membrane interne » de la matrice et de son orifice , et l'impossi- »bilité d'en faire la réduction. Enfin la nécessité » de l'extirpation étant bien constatée , M. Col-

» lomb fit la ligature de la tumeur. La malade
» éprouva quelques petits accidents qui cessèrent
» le dix-neuvième jour par la chute de la tumeur,
» et, quoiqu'elle n'eût plus ses règles, sa santé
» n'en a point été altérée. »

CHAPITRE XV.

Différence à établir entre les leucorrhées. Soins hygiéniques dont les malades ne doivent point s'écarter dans le traitement.

Il est temps enfin de revenir à cet important sujet, dont nous nous sommes à dessein écarté pour repasser succinctement les maux qu'un seul peut faire naître ; il est juste aussi que dans notre monographie, nous nous entretenions des divers moyens hygiéniques à suivre dans le cours du traitement des fleurs blanches, et relever les erreurs que plusieurs auteurs anciens et modernes ont commises en traitant cet important sujet.

Blatin nous dit, dans son *Traité sur les pertes blanches*, que presque toujours l'on voit les femmes qui sont attaquées de cette maladie, peu portées aux plaisirs de l'amour, et que la plus froide indifférence préside presque toujours à l'union des sexes. Nous devons ici relever cette erreur : nous croyons que cet auteur a beaucoup trop généralisé ; il est juste de dire que cet exemple s'est fréquemment reproduit, mais le contraire aussi s'est vu très souvent. Nous pourrions en citer quelques observations qui nous sont propres. Nous avons connu et traité des femmes leucorrhoïques très lascives, et chez qui les plaisirs vénériens paraissaient être réveillés par cet écoulement, qui, leur procurant un léger prurit continuel, peut bien les porter au coït, et ne sert qu'à accélérer la dégénérescence de la leucorrhée en toute autre maladie beaucoup plus funeste. Une jeune femme n'a dû la ténacité de son écoulement qu'aux excès qu'elle continuait de faire, tout en étant entourée de nos soins, et suivant le traitement interne que nous lui avions dicté. Il est de stricte nécessité qu'une malade se déshabitue de ses mauvais penchants, si elle veut voir réussir un traitement, et ne pas le faire inutilement : elle s'abstiendra rigoureusement des plaisirs vénériens, qui ne tendent qu'à entretenir une congestion sanguine dans les parties génitales, toujours fâcheuse puisqu'elle ramènerait l'écoulement, même s'il était sur le point de se dissiper.

Comme nous l'avons déjà fait observer, il ne serait pas prudent de vouloir guérir toutes les leucorrhées : une grande habitude indiquera fa-

cilement au médecin praticien celles qu'il faut
respecter; mais je le répète, il n'en est qu'un très
petit nombre rentrant dans la classe des pertes
critiques et salutaires. Tous les auteurs qui ont
écrit avant nous ont tous tenu le même langage, et dit, que le catarrhe utérin était dangereux à traiter : nous ne partageons point cette
opinion, et osons même avancer que si un écoulement leucorrhoïque, survenu à la suite d'une
maladie quelconque, persiste trop long-temps,
on pourra le supprimer sans danger, et même
avec succès, quand bien même il serait passé à
l'état chronique.

Une indication importante à remplir, c'est de
bien établir le siége du catarrhe utérin, suivre
pas à pas ses symptômes, et ne pas craindre de
faire des questions adroites et multipliées aux
malades, qui peut-être lui feront des aveux qui
lui auraient été cachés; c'est par ce moyen qu'il
parviendra à reconnaître quelles sont les causes
premières des fleurs blanches, et qu'il pourra
attaquer avec succès l'influence qu'elles auraient, et détourner leur effet. Si par exemple, le
médecin consulté s'aperçoit que la malade ha-
bite un appartement humide et malsain, il doit
l'engager à quitter au plus vite un séjour qui ne
peut que lui devenir tôt ou tard funeste : et,

chose étrange, c'est que des femmes qui se sont soustraites à cette fâcheuse influence, l'humidité, ont vu quelquefois tout-à-coup leur écoulement disparaître ou considérablement diminuer, sans avoir absolument rien fait.

Si le médecin s'aperçoit que les excès dans le coït ou encore la masturbation ont causé cette maladie ou contribuent puissamment à l'entretenir, il est de son devoir de raisonner la malade, d'obtenir d'elle qu'elle cesse pour quelque temps seulement de contenter ses désirs vénériens qui lui sont si préjudiciables. Alors la malade voyant qu'avec la sagesse et le repos son écoulement diminue, sentira combien il est important pour elle de continuer à se priver de ces jouissances, et combien elle sera satisfaite d'avoir écouté les conseils de son médecin qui, en lui recommandant de mettre un frein à son appétit vénérien, savait parfaitement quelle était la première et l'unique cause de sa maladie.

Si une femme leucorrhoïque a l'habitude de s'exposer au froid, à l'humidité des pieds ; si encore elle se vêtit à la légère, et par là souvent contribue à arrêter des sueurs qui auraient été efficaces à sa santé, il faudra encore que le médecin obtienne d'elle qu'elle renonce entièrement à ces dangereux vêtements qui sans doute

sont une des causes premières des pertes blanches. Plusieurs fois nous avons été consultés par
des femmes qui se plaignaient de leucorrhée ancienne et rebelle, et que nous n'avons dû attribuer qu'à cette funeste habitude de nos dames
parisiennes d'avoir toujours les bras, la gorge et
les épaules nues ; une de nos malades qui avait
cette malheureuse habitude, ayant avec l'âge renoncé à cette mise, est parvenue à se débarrasser
d'une leucorrhée extrêmement ancienne accompagnée de douleurs rhumatismales très fortes, et
qui avait résisté auparavant à tous les remèdes :
rendons justice à la malade qui a suivi de point
en point les conseils et le traitement que nous
lui avions dictés !

Des auteurs anciens et des modernes nous ont
fréquemment parlé de pertes blanches survenues
à la suite d'une fièvre ou d'une maladie de long
cours ; moi-même j'ai vu à la suite d'une fièvre
inflammatoire violente, une leucorrhée se déclarer ; elle n'a point été pernicieuse à la malade ;
mais contre l'avis de deux praticiens, nous n'a-
vons pas craint quelques mois après le rétablis-
sement de cette malade, de lui donner notre
liqueur tonique, qui lui a été très favorable,
quoi que dès le principe nous eussions jugé cet
écoulement comme un de ceux rentrant dans la

classe des succédanés et critiques. Comme nous l'avons déjà fait observer dans un autre chapitre, ces écoulements se suppriment souvent, surtout après les accouchements, sans qu'il soit nécessaire de les attaquer.

L'inflammation des intestins a été fréquemment la cause des pertes blanches, la phthisie un peu avancée a aussi donné lieu à cet écoulement. Une jeune personne qui s'était bien porté jusqu'à vingt-cinq ans, et vivant dans une continence parfaite, s'est tout-à-coup vue mal réglée ; quelques mois ont suffi pour s'apercevoir que tous les jours elle tombait dans une langueur vraiment effrayante. A vingt-sept ans tous les symptômes de la phthisie pulmonaire se sont déclarés. Elle ne fut plus menstruée depuis une maladie qui dura deux mois : un écoulement jaune et visqueux s'était déjà montré par le vagin, peu à peu il a considérablement augmenté et plongé cette infortunée dans le marasme le plus complet. Depuis quelques mois elle a cessé d'exister ; l'ouverture de cet intéressant sujet n'a point été faite : d'après les renseignements qu'on nous a donnés, il paraît cependant qu'un amour contrarié est entré pour beaucoup dans cette maladie qui a eu des résultats si funestes pour une famille respectable.

Il est à remarquer que la même cause qui souvent a servi à procurer des écoulements extrêmement forts, les a aussi spontanément fait disparaître. Cette promptitude qui s'opère dans le système utérin a pu être nuisible à la malade ; les auteurs qui ont écrit avant nous sur ce sujet nous en ont donné quelques exemples : une frayeur, des chagrins violents ont été la cause première d'écoulements leucorrhéens ; ces mêmes causes les ont aussi spontanément arrêtés. Blatin nous parle de cette femme du peuple que la curiosité faisait courir à la Bastille, pendant la révolution ; elle était nourrice : son lait et ses fleurs blanches tout à la fois se supprimèrent à la vue du carnage et du sang que l'on répandait (1).

Nous avons déjà dit que l'on avait fait subir au catarrhe utérin une foule de divisions et subdivisions ; et c'est, avouons-le, en voulant voir dans toutes les leucorrhées une maladie nouvelle réclamant un traitement différent, et en proposant une foule de manières de se conduire auprès des femmes leucorrhoïques toutes plus bizarres les unes que les autres, que le jeune praticien a

(1) Blatin, *Traité des fleurs blanches*, observ. 52, pag. 292.

négligé constamment de s'occuper de traitement du catarrhe utérin. Il l'a rangé parmi la classe des maladies chroniques incurables, vu le peu d'efficacité des différents spécifiques accrédités, tous pour la plupart inventés par le charlatanisme et la mauvaise foi ; il les a rejetés, conseillant aux malheureuses malades découragées de vivre avec leur ennemi, trouvant bien plus agréable de leur faire cette réponse banale : « Vos pertes » blanches sont salutaires et critiques ; nous vous » conseillons de ne pas les supprimer, elles » pourront prévenir un jour beaucoup d'autres » maladies qui sans elles viendraient vous as- » saillir. »

Il faut avouer aussi que plus une science est surchargée de divisions et de nomenclatures, plus elle est difficile à étudier. En cela nous différons d'opinion avec le profond Blatin et notre professeur le savant Pinel ; mais c'est l'expérience qui aujourd'hui conduit notre plume. Nous venons de citer Blatin, ouvrons son ouvrage ; de quelle utilité est-il pour le jeune médecin? d'aucune ! A chaque feuille on ne lit que des définitions en genres, en espèces, qui ne servent qu'à entraver ses recherches, et les lui faire abandonner. Sa constance le pousse-t-elle à aller jusqu'à la fin de l'ouvrage ? il n'a pas trouvé un seul conseil, un seul traitement digne d'être suivi et mis en usage pour guérir cette maladie.

Nous avons d'abord vu les auteurs anciens établir dix espèces de catarrhes ; d'autres ont été plus loin, ils en ont reconnu jusqu'à vingt ; et c'était principalement à leur couleur qu'ils parvenaient à classer leurs différentes espèces. Qu'arrivait-il ? faute d'avoir à leur disposition des nuances en assez grand nombre, leur imagination était assez féconde et complaisante pour leur en fournir toujours de nouvelles. Voilà comment les auteurs d'autrefois cherchaient à éclairer la science. Il est inutile d'appuyer davantage sur le vice principal que l'on rencontre à chaque pas dans ces divisions ; le lecteur sent le ridicule attaché à un pareil mode d'envisager une maladie. Cullen reconnaissait dix espèces de leucorrhées ; Sauvage, après lui, n'en admettait que neuf ; et le savant Pinel, sentant l'erreur dans laquelle ceux qui l'avaient devancé étaient tombés, n'en admit que cinq espèces. Blatin vint après en augmenter le nombre, et ne se contenta point de cela, il divisa et subdivisa encore ces espèces, et remplit de cette manière de choses superflues un ouvrage qui eût été fort intéressant pour la science. Pour nous, persuadé que ce sont des fautes dans lesquelles nos devanciers sont tombés, et qu'il fallait éviter, nous avons cru qu'il était essentiel de n'admettre que trois sortes de catarrhe utérin, qui, à peu de chose près, nécessiteraient un traitement différent. Toutes les espèces reconnues par les auteurs tant anciens que modernes, se trouvent confondues dans le catarrhe utérin aigu et le chronique ; vient ensuite le catarrhe ou la leucorrhée syphilitique qui tient à un principe vénérien, dont nous faisons une classe à part et dont nous nous occuperons, qui cependant réclame absolument le même traitement que la leucorrhée : nous indiquerons aussi les signes auxquels on pourra la reconnaître.

Quant à une autre espèce reconnue par les auteurs modernes, et notamment par Blatin, qu'il désigne sous le nom de constitutionnelle, nous ne la séparerons pas de la troisième espèce, puisqu'elle réclame, dans bien des cas, le même traitement. L'état aigu du catarrhe utérin demande un traitement tout différent de celui réclamé par le catarrhe chronique, qui vient toujours à la suite de l'aigu. Nous serons beaucoup plus souvent consultés pour donner des soins à d'anciennes leucorrhées, et ordinairement à cette période de la maladie elles ont pris tant de ténacité qu'elles sont beaucoup plus difficiles à guérir. Souvent dans la première période, c'est-à-dire à l'état aigu, un simple régime doux, la privation de boissons stimulantes et d'aliments excitants, ayant une action directe sur les organes de la génération, quelques saignées soit locales, soit générales, les injections et bains émollients et fomentations de même nature, ont très souvent contribué, en peu de temps, à faire disparaître cette maladie. Il n'en est pas de même une fois qu'elle est passée à l'état chronique; elle veut un traitement tout différent, surtout s'il existe quelques complications locales, ce qui arrive très fréquemment, et c'est ce que notre pratique nous a déjà fourni l'occasion de voir, telles que les engorgements et humeurs du col utérin, squirrhes, les excoriations et ulcères de cet organe. Bien souvent le catarrhe utérin très aigu peut être suivi de l'inflammation et du boursouflement des grandes et petites lèvres et de l'intérieur du vagin. On a vu encore cette affection qui ordinairement est peu redoutée des femmes, procurer à la longue des cancers de l'utérus, des ulcères gangréneux, la chute et le renversement de la matrice. Ce sera peut-être dans un de ces cas que nous pourrons réputer les écoulements incurables; mais encore, avant de prononcer, nous nous assurerons si la cause qui les a produits n'est pas une de celles que nous venons d'énumérer plus haut.

Toutes les fois que la leucorrhée présentera une marche franche et ordinaire, et qu'elle ne sera compliquée d'aucunes affections fâcheuses, on peut et l'on doit tout espérer d'un régime et d'un traitement méthodique bien dirigé.

Ces affections, que j'appelle fâcheuses et qui compliquent si souvent la leucorrhée, sont extrêmement fréquentes ; il est rare que la personne qui depuis vingt ans a un écoulement par le vagin, n'ait pas quelques désordres organiques dans les parties génitales qui à la longue impriment à ces fleurs blanches un caractère de chronicité tel, que tous les remèdes viennent échouer contre leur ancienneté.

Si donc on soupçonne un vice quelconque de l'organisation de contribuer à entretenir ces pertes, il faudra de suite s'attacher à le combattre par le traitement qui lui est propre. Si, par exemple, un virus vénérien, une maladie dartreuse, ou encore les scrofules étaient les causes premières qui contribuent à perpétuer ces vieux écoulements, il faudrait attaquer d'abord ces différetes affections avant de vouloir faire disparaître l'écoulement leucorrhéen. On a vu quelquefois la seule suppression des menstrues amener cette maladie ; et sitôt que les règles ont été rappelées, on a vu, sans remède, sans aucun régime, les fleurs blanches disparaître.

CHAPITRE XVI.

Comment on doit s'y prendre pour bien établir le diagnostic de la leucorrhée aiguë ou chronique, compliquée, héréditaire ou syphilitique.

Le diagnostic de la leucorrhée est assez difficile à établir, et cependant il est de toute nécessité, si l'on veut tracer un traitement bien approprié à l'état dans lequel se trouve la malade. Il existe plusieurs manières pour atteindre à ce but. Voici celles dont nous nous servons, et avec lesquelles nous arrivons presque constamment à établir sur des bases solides notre diagnostic.

Nous mettrons en première ligne le toucher; en l'employant nous saurons toujours s'il n'existe pas quelques lésions organiques dans l'intérieur du vagin. Si nous soupçonnons quelques complications fâcheuses, une affection quelconque profondément cachée dans la matrice, nous ne balançons pas de porter jusque sur cet organe le *speculum uteri*, dont nous avons parlé plus haut, et avec son usage nous reconnaîtrons de suite quel est le mal qui affecte le col utérin ou les parties environnantes. Nous examinerons attentivement la matière sécrétée, car il est important de ne pas confondre la matière de la leucorrhée avec le pus, par exemple, qui pourrait découler d'un abcès ou d'un ulcère. Si le col de l'utérus ou l'intérieur du vagin étaient le siége d'abcès ou tumeurs, les symptômes diffèrent bien, mais ils sont souvent trompeurs, et c'est ce qui doit engager le médecin à se tenir sans cesse en garde contre ces sortes d'erreurs, qui n'ont été malheureusement que trop fréquentes.

La matière noirâtre, purulente, et qui le plus souvent porte avec elle une odeur très fétide, les cuissons et vives douleurs que la malade ressent vers le fond de la matrice, ainsi que les élancements qu'elle éprouve, doivent avertir le praticien que chez cette femme il y a quelque chose de plus qu'un catarrhe, et qu'il pourrait bien y avoir soit un abcès, un ulcère ou un cancer.

Dans le catarrhe utérin, le fluide sécrété varie singulièrement de couleur, mais généralement il est muqueux et sans odeur marquée. Quelques gouttelettes de pus mises dans l'eau se précipitent au fond du vase, tandis que les stries floconneuses de l'écoulement humoral, sécrétées

par les membranes muqueuses qui tapissent le
vagin, surnagent l'eau, ou du moins ne se
dirigent que difficilement et lentement vers le
fond du vase.

Il est facile de se tromper, et l'on a fréquem=
ment confondu la leucorrhée syphilitique avec
la leucorrhée chronique ou constitutionnelle.
Dans l'un comme dans l'autre cas, l'inflammation se trouve peu forte, et, pour pouvoir bien
établir son diagnostic, il faudrait en quelque sorte
s'en rapporter à la bonne foi des malades, ce
qui serait difficile, car les femmes avouent rarement qu'elles se sont exposées et ont couru les
chances d'être infectées d'un virus vénérien en
cohabitant avec un homme entaché de ce même
vice. Dans une pareille incertitude, on ne doit
point balancer à administrer un traitement anti-
vénérien à la malade : les mercuriaux ne peuvent point nuire à sa santé, ils ne peuvent au
contraire que lui être très utiles, de même que
les sudorifiques, que l'on emploiera avec succès en pareille occurrence. Gardons - nous cependant de voir dans toutes les pertes blanches un virus syphilitique comme cause première ; il existe beaucoup trop de femmes
atteintes de leucorrhée, chez qui on ne
peut rien suspecter de semblable, et chez les-

quelles il deviendrait inutile d'administrer un pareil traitement.

Il est un point capital et le plus important qui existe pour établir le diagnostic du catarrhe uté-rin, pour pouvoir ensuite sans crainte l'attaquer et le combattre avec succès, c'est de s'attacher à bien reconnaître les causes premières de la leucorrhée, et diriger vers elles seules tous ses efforts pour pouvoir parvenir à débarrasser en fort peu de temps une femme d'une maladie dégoûtante qui ne peut qu'augmenter, abréger ses jours, et empoisonner son existence.

Je m'arrêterai peu sur la manière dont les anciens cherchaient à distinguer les fleurs blanches d'avec la gonorrhée proprement dite ; les bases sur lesquelles ils établissaient leur diagnostic sont si fausses qu'elles ne méritent pas d'être rapportées ; long-temps et de nos jours encore, on a voulu établir un siége tout particulier à l'écoulement provenu à la suite d'un coït impur. Graaff nous assure qu'il ne se trompait jamais lorsqu'il voulait reconnaître la gonorrhée d'avec le catarrhe utérin. Il établissait le siége de cette première affection à l'urèthre, au clitoris, et aux grandes et petites lèvres. « *Si quidem meatus* » *urinarii exitum circumsistentes (in quibus lacu-* » *narum exitus terminantur,) mucosa quadam ma-*

» *teria obsessas, ac interdum exulceratas; repe-*
ries (1). » Nous serons beaucoup plus circons-
pects que cet auteur qui a trouvé encore après
lui des sectateurs tout prêts à renouveler un tel
paradoxe; l'expérience nous a forcé à porter tout
autre jugement ; et il suffit que nous disions que
souvent la leucorrhée simple a eu son siége dans
les parties que Graaff nous assure être toujours
le signe infaillible de la gonorrhée vénérienne.

Mille autres moyens ont été tour à tour mis
en œuvre pour établir une ligne de démarcation
entre ces deux affections , et sont tous tombés
dans l'oubli par leur fausseté. Des auteurs voulaient reconnaître à la couleur, ou à l'odeur de
la matière sécrétée, à sa densité et quantité, si
le virus syphilitique y était pour quelque chose.
Baglivi nous engage à poser aux femmes cette
question, et nous assure qu'en partant de là, on
est de suite instruit sur le genre de leucorrhée.
«Etes-vous consultés par une petite maîtresse,
»(c'est Baglivi qui parle), sur un écoulement
»auquel elle donne le nom de fleurs blanches ,
»demandez-lui si , au retour de ses règles, son
»écoulement continue : si elle répond affirmati-
»vement , dites-lui que sa maladie n'est point un

(1) *De mulier. org.*, pag. 140.

» catarrhe utérin , mais bien une gonorrhée vé-
» nérienne. Mais si , au contraire , pendant la
» menstruation , son écoulement se dissipe , et
» reparaît ensuite, lorsque les règles sont arrêtées,
» n'en doutez plus , la femme n'a rien autre chose
» que des pertes blanches , vous devez en être
» certain (1) ». Baglivi croyait par là éluder la ruse
des femmes qui sont toujours , comme il le dit
fort bien , prêtes à cacher la véritable cause de
leurs maux (*Et mulierum dolum aperte deludit*).
Nous sommes encore forcés de regarder comme
bien faible un pareil diagnostic , et d'avouer
combien il est peu fait pour éclairer la science.

Nous voyons par là que les auteurs anciens et
modernes nous ont donné de bien faibles connaissances sur les divers symptômes de la leucorrhée aiguë et chronique , sur celle qui est
constitutionnelle, héréditaire et même syphilitique. Il faut aussi le dire à regret, il n'est pas
toujours très facile d'établir sur cette affection
un diagnostic certain , soit à cause de son ancienneté , ou bien encore du voile obscur dont
elle sait s'envelopper , et des formes différentes
qu'elle a revêtues. On doit donc s'efforcer de bien
diriger le traitement, et surtout s'attacher à noter

(1) *Prox. med.*, lib. II, chap. VIII , art. 3.

principalement les divers changements qui pourraient survenir pendant que l'on cherche, par toutes sortes de bons moyens, à couper le mal par sa racine.

Nous ne balançons pas à admettre l'hérédité des fleurs blanches, persuadé comme nous le sommes qu'une mère leucorrhoïque peut fort bien mettre au jour un enfant entaché dès ses plus tendres années de cette dégoûtante maladie : nous en avons eu plusieurs exemples dans notre pratique. C'est alors que plus que jamais un régime hygiénique est de rigueur à ces jeunes filles, si on veut les guérir : chez elles, il sera d'une nécessité encore plus grande que chez les personnes d'un certain âge. L'air et l'exercice pris à la campagne contribueront fort souvent à faire passer des écoulements à ces enfants, sans qu'ils prennent aucun médicament.

A l'hôpital des enfants, on voit souvent des petites filles de deux ou trois ans, quelquefois des enfants nouveau-nés même, avoir de ces écoulements muqueux par le vagin, quelquefois très abondants. Une bonne nourriture, un air pur, un exercice modéré, si déjà les enfants marchent, sont les seules choses que l'on met en usage pour faire disparaître cette affection d'autant plus opiniâtre que le principe d'hérédité a son siége dans le sang.

La leucorrhée constitutionnelle ne serait pas si fréquente, si dès le début de cette affection, les femmes songeaient à y apporter promptement remède : non seulement leur santé s'en trouverait bien, mais encore elles ne s'exposeraient pas à mettre au jour des enfants entachés de cette maladie. Le vice vénérien se communique aussi de la même manière, et nous le voyons tous les jours être cause d'une foule de maux, qui tôt ou tard finissent par plonger dans le marasme et la fièvre lente une malheureuse qui n'a d'autre tort que celui d'être née d'une mère coupable.

Il n'y a point de différence entre la leucorrhée syphilitique et la gonorrhée; les symptômes sont les mêmes ; elles réclament l'une et l'autre le même traitement : c'est pourquoi nous passons rapidement sur les moyens thérapeutiques employés ordinairement. Si on la prend à temps, c'est-à-dire dès que la malade s'aperçoit qu'elle est atteinte d'un écoulement suivi de cuissons et chaleurs, le mal disparaîtra assez facilement en ne négligeant rien ; mais plus ancienne, elle réclamera des remèdes beaucoup plus énergiques, les sudorifiques par exemple, ainsi que les mercuriaux. Cette espèce de leucorrhée ou plutôt cette gonorrhée est contagieuse ; aussi est-il rare que l'individu qui cohabitera avec une femme attaquée de cet écoulement ne se trouve à son tour pris d'un autre écoulement, auquel nous donnerons le nom d'*urétrite* ou *blennorrhagie,* heureux encore s'il n'a pas le gland recouvert de petits chancres ! Il n'est point rare aussi de voir des hommes qui se sont beaucoup trop abandonnés aux plaisirs de l'amour avec une femme ayant des fleurs blanches seulement, avoir des écoulements par la verge qui ont persisté pendant plus ou moins long-temps.

La leucorrhée succédanée est celle qui survient à la suite d'une maladie, et la critique celle qui se montre à la suite d'une éruption dartreuse, ou qui se déclare pendant le cours d'une maladie grave : l'une et l'autre demandent à être respectées pendant un certain laps de temps, ou du moins à être attaquées avec beaucoup de ménagement ; car elles peuvent bien préserver la personne qui s'en trouve subitement affectée de quelque autre maladie plus dangereuse. On ne fera donc rien dès le commencement, la leucorrhée succédanée passant fort souvent sans que la malade fasse la moindre des choses. Quant à l'écoulement critique, tous les soins hygiéniques doivent être mis en usage, ils contribueront puissamment à diminuer cet écoulement, et s'il persiste, on pourra l'attaquer sans craindre de voir la maladie primitive reparaître.

Les complications du catarrhe utérin sont fâcheuses, et malheureusement elles sont très fréquentes : le pronostic que le médecin porterait serait bien fait pour effrayer les malades sur leur état. Mille affections différentes viennent assaillir la femme leucorrhoïque : les polypes, ulcères, squirrhes et cancers de matrice sont encore trop communs ; j'ignore alors si nous devons donner le nom de leucorrhée ou catarrhe utérin à ces écoulements, puisque maintenant ils sont entretenus par la présence d'une affection organique de la matrice. Ces pertes ordinairement sont fétides, purulentes et sanieuses, et n'offrent que peu d'espoir de guérison.

CHAPITRE XVII.

Traitement général du catarrhe utérin aigu et chronique.

Consulté par une femme jeune ou âgée, qui se plaint d'avoir habituellement des fleurs blanches, le praticien devra attentivement examiner quelles sont les parties qui sont le siége de la leucorrhée. On ne doit point craindre d'adresser des questions à la malade, pour s'assurer des moindres circonstances, et tâcher enfin de découvrir les causes premières de la maladie, son ancienneté et les symptômes différents qu'elle pourrait revêtir. Il est nécessaire d'abord d'avoir recours au toucher pour bien s'assurer si l'écoulement n'est point la suite d'un ulcère, s'il n'existe pas une tumeur, un abcès, ou même un cancer utérin; on fera aussi, dans ces cas, attention à la matière sécrétée : quelquefois encore une chute de matrice a occasioné ces écoulements, auxquels on aurait remédié promptement si les malades s'étaient plaints. On fera aussi attention si la membrane muqueuse qui tapisse le vagin , les grandes et petites lèvres, et le clitoris, ne sont point le siége d'une forte inflammation ; s'il n'existe pas de boursouflement ou même de légères excoriations, car c'est ce qui arrive assez souvent lorsque la leucorrhée est à l'état aigu.

Si l'inflammation dont nous parlons existe, avant de rien entreprendre on devra conseiller à la malade les bains et demi-bains, les fomentations et injections émollientes dans le vagin , et l'on prescrira à la malade, pour boisson ordinaire, les décoctions d'orge , de racine de guimauve mondée, édulcorées avec un syrop agréable ; l'eau de poulet et de veau pourra avec avantage suppléer aux décoctions. La malade ne marchera que fort peu , car le frottement seul augmente l'inflammation , et il en résulte un léger prurit quelquefois fort douloureux. Si l'inflammation était forte , on ne balancera pas à avoir recours aux saignées locales et générales: les sangsues appliquées à la vulve seront fort utiles ; quelques ventouses à l'intérieur des cuisses ont aussi procuré du soulagement aux malades très promptement ; on répétera les bains émollients ; la malade n'y restera pas trop long-temps chaque fois.

Le catarrhe utérin, quoiqu'à l'état chronique,

a présenté quelquefois les mêmes signes. On
doit aussi employer les antiphlogistiques, mais
avec beaucoup plus de réserve, un relâchement
excessif en étant l'unique cause; mais si le catarrhe utérin chronique ne procure aucune douleur, et qu'après avoir fait la visite des organes
génitaux, il n'existe aucune lésion grave, on
n'hésitera pas de prescrire à la malade un régime fortifiant; on lui empêchera de prendre
des tisanes débilitantes; on exigera qu'elle
prenne l'été des bains froids, qu'elle fasse usage,
avant ses repas, de quinquina, et que de temps
en temps elle se lave pendant la journée avec un
gros vin coupé avec de l'eau de fontaine. Nous
avons aussi employé très avantageusement,
avant que nous fissions usage de notre liqueur,
de la térébenthine cuite, qui, dépouillée en grande
partie de son huile volatile, est beaucoup moins
stimulante, ne procure jamais d'inflammation
d'intestins, et peut être administrée jusqu'à un
gros et demi par jour, sans crainte de voir arriver le moindre accident : nous nous en servons
ordinairement en y mêlant une grande quantité
de sucre en forme d'opiat; c'est ainsi que nos malades en ont fait fréquemment usage avec succès (1).

(1) M. le baron Larrey, que nous avons eu occasion de

Maintenant nous avons recours à notre élixir
tonique, qui est très salutaire. Pendant que les
malades en font usage, nous leur faisons aussi
prendre des eaux minérales sans cependant en
abuser ; les eaux de Vichy et de Bourbon sont
excellentes ; nous les avons employées même en
injection dans le vagin, et nous n'avons qu'à
nous en louer : les services qu'elles nous ont
rendus, l'une et l'autre, dans le catarrhe chronique, ne sont point douteux.

Un relâchement de tous les organes génitaux
procure ordinairement cet écoulement chronique : tout le système demande à être sagement
et lentement ramené à son état primitif par les
toniques à l'intérieur, l'estomac s'en trouve bien ;
et à l'extérieur les frictions sèches, les légers as-
tringents sont fort utiles pour achever l'ouvrage
commencé ; deux ou trois petits verres de notre
liqueur pendant la journée suffiront ; la malade
aura soin pendant qu'elle en fera usage, d'entretenir constamment la liberté du ventre soit par
de doux minoratifs, soit encore par les lavements
légèrement purgatifs.

Le médecin appelé à donner des soins à un

suivre quelquefois dans son excellente pratique, en fait fréquemment usage.

enfant atteint d'une leucorrhée héréditaire , devra plutôt s'attacher aux soins hygiéniques ; il insistera fortement sur la rigidité que l'on devra apporter à bien mettre leur usage en pratique : car bien souvent ils contribueront plus que tous les remèdes à débarrasser ces enfants de ces écoulements, qui deviennent à la longue incurables par leur ancienneté. La campagne, une habitation élevée , les bains froids dans la belle saison , les aliments sains et grossiers même, sans cependant trop faire usage des farineux et du lait ; l'exercice répété souvent pendant la journée , des soins de propreté très grands sont encore de petites choses que les personnes chargées de veiller sur de jeunes filles leucorrhoïques ne devront point négliger. L'époque de la menstruation contribue fort souvent à enlever à de jeunes filles des écoulements qui avaient paru fort rebelles dès le principe.

De plus grandes difficultés se présentent dans le traitement : si, comme je l'ai dit plus haut, la leucorrhée est héréditaire et a son principe dans le sang, il faudra pour ainsi dire régénérer la masse du sang de ce jeune tempérament. Nous donnerons donc le conseil à une mère qui aurait transmis à sa fille cette infirmité , qui déjà aurait résisté à plusieurs remèdes, de faire voyager son enfant, de la changer de climat, d'aller, par exemple, lui faire prendre sur les lieux les eaux de Bourbon ou de Vichy; de préférer une habitation élevée, ne la nourrir que de fruits bien mûrs, toujours de l'eau pure à ses repas, et de glisser dans son bouillon douze grains chaque jour de rhubarbe en poudre. Les amers et les toniques lui seront administrés ainsi que de temps en temps dans la journée un demi-verre à liqueur de notre précieux remède. On vêtira toujours bien la petite malade, autant que possible avec la laine pour favoriser, dans ses longues promenades, la transpitation cutanée; on ne devra pas craindre de la provoquer par un peu de fatigue. Nous ne doutons pas de l'efficacité d'un pareil traitement mis en usage pendant quelque temps avec persévérance.

Les femmes leucorrhoïques devront être très réservées sur le vin, ne prendre de la nourriture qu'en très petite quantité, ne point user des farineux, fruits aqueux, des coquillages et des poissons; tous les mets indigestes devront être bannis de sa table, ils ne pourraient que servir à troubler les fonctions de son estomac, et devenir cause prédisposante de la maladie que nous traitons, en nuisant essentiellement au traitement; les aliments en général devront toujours être de facile digestion.

Le traitement serait complètement entravé et sans résultat si on ne détruisait pas entièrement une cause quelconque qui contribuerait à entretenir cette affection. Si par exemple une femme leucorrhoïque avait entrepris un traitement et qu'elle continuât à habiter un appartement enterré, humide et malsain, une des causes premières de ses pertes, nul doute du peu de progrès qui se ferait vers la guérison. Il en serait de même si une femme à qui nous aurions sévèrement défendu de s'adonner au coït, continuait à contenter sa passion, tout en suivant parfaitement le régime diététique que nous lui aurions tracé : il est bien possible que nos soins et tous les remèdes devinssent de toute inutilité par ce funeste penchant que la malade voudrait satisfaire en même temps. Le printemps est l'époque où un traitement sera le plus favorable ; l'automne, les leucorrhées sont peut-être plus tenaces que dans les autres saisons. On devra l'hiver interdire soigneusement aux femmes l'usage des chaufferettes ; nous dirons, en passant, un mot de la funeste coutume qu'ont certaines femmes qui se respectent peu, d'exposer les parties génitales à un feu ardent ; les hommes, en général, ont aussi l'indécente habitude de tourner le dos contre le feu d'une cheminée, dans les salons où même il y a nombreuse compagnie : cette pratique déshonnête a contribué bien souvent à donner aux femmes des fleurs blanches, et aux hommes des hémorrhoïdes, par la congestion sanguine que le feu attire vers ces parties.

Nous avons dû entrer dans les moindres détails, surtout lorsqu'il s'agit de fournir aux lecteurs les moyens préservatifs à mettre en usage pour ne pas se voir atteint de la leucorrhée, affection qui par la suite peut devenir funeste. Nous nous élèverons peut-être inutilement contre les corps de baleine, contre les busques en fer, instruments de supplice que les femmes se sont condamnées à porter soit par coquetterie, soit encore pour cacher quelques difformités. Nous en avons déjà parlé dans un de nos chapitres précédents, mais nous ne saurions trop y revenir, voyant chaque jour sous nos yeux les ravages causés par ce fatal vêtement. Une femme veut-elle dissimuler un ventre un peu gros, vite elle s'affuble de ce corps en baleine, et quelquefois même en fer ; elle exerce sur l'épigastre et l'hypogastre une pression si vive, qu'il s'ensuit inévitablement de fortes douleurs, qui ne contribuent pas peu à engendrer toute sorte de maladies et principalement celle qui nous occupe. La mode inconstante est

la perte de la santé de toutes les femmes ; c'est
ordinairement les parties les plus sensibles aux
différentes impressions de l'air que la mode
capricieuse veut voir nues , ou seulement re-
couvertes de légers tissus : la gorge et les bras ,
par exemple, sont presque toujours à découvert
chez beaucoup de femmes; quant aux pieds, il
faut qu'ils soient resserrés dans une chaussure extrêmement mince et légère, et à travers laquelle
l'eau ou l'humidité peuvent fort bien passer.
Peu de médecins pourront se vanter d'être parvenus à faire renoncer quelques unes de leurs
malades à ces modes; elles prendraient des remèdes et drogues de toute sorte , mais un vêtement de plus , mais une robe qui les couvre
davantage ! n'exigez pas d'elles un pareil sacri-
fice; elles sont incapables de le faire ; aussi nous
voyons malgré nos soins les maladies empirer.
Les traitements sont infructueux, les malades se
dégoûtent des médecins comme des remèdes ,
et voilà ce qui explique pourquoi les praticiens ,
en général , sont si peu portés à guérir une affection qu'ils préfèrent regarder comme incurable.

Si cette leucorrhée est à l'état chronique, on
devra user modérément des bains, qui cependant sont si nécessaires à l'état aigu; on ne se
lavera point avec de l'eau tiède, comme certaines

personnes ont l'habitude de le faire ; on ne se servira que d'eau froide : on retirera un grand avantage des bains et fumigations gélatineuses dirigées spécialement dans le vagin. C'est ici le cas de parler d'un appareil fort ingénieux, admis en 1823 à l'exposition du Louvre, au moyen duquel on peut administrer sur tout le corps des fumigations sèches et aqueuses, sans même que la malade ait besoin de se déplacer de son lit : cet appareil est très avantageux et très commode, surtout dans les affections rhumatismales (1).

Les douches seront quelquefois d'un bon usage, mais il est des cas où elles pourraient ne pas convenir ; dans quelques leucorrhées anciennes, nous en avons cependant retiré de très bons effets.

Si la leucorrhée était due à un dérangement dans le flux menstruel, il faudrait de suite chercher à le rétablir par tous les moyens connus, et que je n'énumérerai point ici. Je pourrais citer l'observation de cette jeune personne de vingt-deux ans, qui, mal réglée depuis plusieurs années,

(1) C'est à M. Gautier, pharmacien de S. A. R. Madame, duchesse de Berry, rue Neuve-Saint-Eustache, n° 15, à qui nous devons cet ingénieux appareil. Remercions aussi ce chimiste distingué des soins qu'il a apportés à la confection du vin tonique.

ou ne perdant que fort peu de sang à la fois, fut subitement prise d'un écoulement blanc par la vulve, qui arrêta ses menstrues déjà fort peu abondantes. Je lui fis à plusieurs reprises appliquer les sangsues ; je fis aussi usage des ventouses scarifiées et des emménagogues : ses règles reparurent et chassèrent les fleurs blanches.

Une foule de changements s'opèrent ordinairement chez les jeunes filles, à l'époque de la menstruation ; les organes se fortifient, et résistent davantage à l'impulsion des matières qui étaient auparavant sécrétées : aussi cette époque, chez elles, imprime toujours un caractère tout particulier de sensibilité excessive. Les pertes, de quelque nature qu'elles soient, affaiblissent essentiellement la femme : aussi ne devrions-nous pas être étonnés de voir tant de femmes ne pas devenir enceintes, ou même ne pouvoir porter un enfant à terme. L'avortement est fréquent de trois à quatre mois. En général, nos citadines sont aussi très longuement réglées ; la grande quantité de sang menstruel, tout en détruisant un nombre de germes tout formés, affaiblit considérablement la femme, et la dispose aux fleurs blanches. L'irrégularité des règles, de même que le catarrhe utérin, causent des ravages étonnants. Une femme qui a d'abondantes pertes blanches reste quelquefois plusieurs mois sans voir ses règles ; peu à peu la langueur s'empare de cette personne ; les maux de tête et les obstructions annoncent évidemment que le sang a de la peine à pénétrer dans les organes de la génération , à cause du peu de ressort qu'ont des parties continuellement abreuvées d'humeur : cette indolence et cette faiblesse des vaisseaux est un obstacle invincible à la génération.

Nous avons déjà fait observer combien il serait inconvenant qu'une femme qui subirait un traitement pour les fleurs blanches, allât passer les nuits dans des bals et des réunions nombreuses ; d'abord, à peine si l'on y respire l'air ; tant il est concentré , et puis l'on est privé de ce sommeil réparateur si utile à l'homme. Sans trop se livrer au repos du lit, il faudra avoir soin de se coucher de bonne heure et de se lever matin, car c'est au lit et pendant le sommeil que les sécrétions sont le plus abondantes. La malade fera de longues promenades s'il est possible.

Si des chagrins profonds étaient la cause première de sa maladie, les voyages lui seront conseillés ; beaucoup de distractions ; car chez les femmes les impressions sont vives, fortes , mais de peu de durée ; la mobilité dont leur caractère est susceptible leur fait bientôt oublier leurs violents chagrins, ou du moins les diminue considérablement; en pareil cas, on pourra aussi faire usage des antispasmodiques et des doux minoratifs, car il faudra favoriser les digestions.

Que l'on ait lieu ou non de soupçonner la présence d'un virus syphilitique, le mercure sera d'un grand secours : on l'emploiera d'abord en petite dose, que l'on graduera peu à peu; on l'administrera soit en pilules soit en frictions; produirait-il même un peu de salivation, ce ne serait point un mal. Si l'on voulait attaquer une leucorrhée reconnue syphilitique, on devrait se servir de préférence du *muriate suroxygéné de mercure.* Que de fois l'on se prive de cet utile remède, parceque le vulgaire s'est imaginé que l'on ne doit l'administrer que dans les maladies vénériennes : nous nous en sommes servi chez l'homme comme chez la femme avec beaucoup de succès, surtout dans le catarrhe utérin chronique.

On a vu, dans le cours de cet ouvrage, que nous avons souvent conseillé l'usage de la rhubarbe, c'est parceque nous avons eu lieu d'en voir les bons effets que nous la prescrivons. Elle facilite les digestions, en même temps qu'elle tient le ventre libre, et, malgré

son extrême amertume , j'ai vu des femmes qui
s'en trouvaient tellement bien qu'elles mâ-
chaient dans le courant de la journée sa racine.
Les eaux minérales ferrugineuses en boisson et
en bain ont été très salutaires dans la maladie
qui nous occupe. L'eau de Seltz n'est point contraire; cependant on abuse généralement de son
usage ; j'en puis ici donner un exemple. Une
femme qui depuis fort long-temps prenait à tous
ses repas de l'eau de Seltz avec plaisir, lui trouvant un goût de vin de Champagne fort agréable,
s'aperçut que peu à peu elle perdait son appétit , et que ses digestions ne se faisaient plus :
nous lui fîmes renoncer à l'eau minérale, et son
appétit au bout de quinze jours revint ; elle n'a
plus repris de l'eau de Seltz.

En général, les personnes leucorrhoïques devront faire usage d'aliments réparateurs et toniques ; autant que possible, la nourriture sera
tirée du règne animal : les viandes de bœuf, de
mouton, de pigeon, de chevreuil et d'oie, sont
les viandes que nous conseillerons, en ayant soin
de changer quelquefois cependant. Tout le corps
se ressent de cette manière de vivre ; ces aliments contiennent beaucoup d'osmazome , matière essentiellement nutritive ; la digestion en
est facile , et ils impriment aux membranes mu-

queuses une activité étonnante ; les vaisseaux
chylifères en retirent aussi de puissants maté-
riaux réparateurs ; le sang en est beaucoup plus
riche ; son cours est accéléré, et sous ce salutaire régime une chaleur animale beaucoup plus
forte se développe ; la respiration devient beaucoup plus libre ; les organes prennent de la
force et de l'accroissement ; les perspirations cutanées deviennent plus abondantes, et ne manquent pas de diminuer et même de détourner
considérablement cet écoulement de pertes blanches que nous avons à combattre. Je ne conseil-
lerai point ici d'abuser de ce régime, d'en faire
usage avec excès ; les personnes sanguines et pléthoriques pourraient bien à la fin s'en mal trouver ; mais il convient en général à toutes les
femmes faibles, attaquées de fleurs blanches anciennes, maladie qui contribue bien souvent à
jeter ces femmes dans une faiblesse et une atonie
telles que tout le cortége des affections chroniques vient à la fois les assaillir, de même
que les scrofules, qui fréquemment arrivent
à la suite de ces longs écoulements leucorrhoïques.

Les boissons fermentées, les alcools, ne con-
viennent nullement aux personnes sujettes aux
pertes blanches ; le thé, le café, et toutes les li-

queurs regardées généralement comme douces,
ne pourraient que leur être funestes, surtout si
la leucorrhée n'est encore qu'à l'état aigu : tous
les spiritueux ne servent qu'à pousser fortement
le sang vers les parties génitales, et à y entretenir
une pléthore sanguine dangereuse ; tous les
aphrodisiaques seront aussi mis de côté, tels
que les poissons, huîtres et coquillages de toute
espèce.

La femme, plus faible et plus impressionnable que l'homme, doit être plus rigide obser-
vatrice des règles de l'hygiène, surtout dans
l'état maladif où elle se trouve si souvent. Trois
époques remarquables sont pour elle la cause
d'une infinité de maladies, et particulièrement
de la leucorrhée : la menstruation en première
ligne, la parturition, et la cessation des règles.
La constitution faible et délicate du sexe demande
beaucoup de soins et de ménagement, surtout
à différentes époques de la vie, où les femmes
doivent redoubler d'attention pour ménager leur
santé. Si la femme ne se livre pas aux mêmes
excès que l'homme, elle n'est pas moins sujette
à s'écarter des règles d'hygiène que tant de
mains habiles ont tracées ; elle s'abandonne trop
à la fougue de ses passions, ne sait point assez les
maîtriser, et c'est, avouons-le, une des sources

fréquentes d'une foule de maladies qui la tourmentent et la minent sourdement. Les funestes excès dans les plaisirs de l'amour amènent tôt ou tard le catarrhe utérin ; heureuse encore si d'autres maux beaucoup plus graves ne viennent pas se joindre à celui-là.

La manière de vivre des femmes est aussi fort bizarre ; jamais réglées dans leurs repas, vous les voyez manger à toute heure du jour ; tout ce qui peut être nuisible à leur estomac est cependant ce qu'elles recherchent avec avidité ; elles préfèrent les aliments indigestes et échauffants ; la viande est mise de côté pour se nourrir exclusivement avec les fruits, les farineux et les végétaux. Nous avons connu une jeune personne leucorrhoïque qui ne prenait jamais ni bouillon ni viande gélatineuse ; les mets épicés, les poissons salés et les végétaux, voilà quelle était sa nourriture habituelle, et qui n'a pas peu contribué à détruire à la longue son estomac.

Nous avons déjà fait sentir combien la manière de se vêtir des femmes était ridicule ; on nous reprochera peut-être de tant nous appesantir sur un objet d'une importance aussi grande, mais la sagesse et la prudence se taisent, et sont obligées de fléchir devant la tyrannie de la mode ; les femmes s'y soumettent avec plaisir et joie, sans songer aux accidents qu'elles courent. Ne serions-nous pas en droit d'accuser d'infanticide cette mère barbare qui non seulement compromet sa santé, mais encore expose à des dangers le fruit qu'elle porte dans ses entrailles?

Nous avons conseillé les bains froids pendant la belle saison, ils raffermissent les chairs; les follicules qui sécrètent abondamment l'écoulement se resserreront et diminueront la quantité des pertes blanches. Nous devons faire observer aux femmes qu'il ne serait pas prudent de s'y exposer deux ou trois jours avant ou après la menstruation, il faudrait mieux alors prendre des bains non pas très chauds, mais à une douce température.

Les veilles usent l'homme le mieux portant, on les défendra donc strictement aux personnes qui sont en traitement pour les fleurs blanches; les bals, concerts et spectacles, ne font que réveiller mal à propos l'extrême sensibilité qui prédomine chez la femme; il ne faut pas non plus qu'elles restent trop long-temps au lit, c'est ce qui fait que pour nos Parisiennes la promenade est un exercice pénible, et qu'elles souffrent quand elles s'y livrent, la regardant comme un véritable travail.

On fera particulièrement attention à l'état chlorotique des jeunes filles : si on leur voit les yeux
cavés, ternes et languissants, le visage décoloré,
ayant habituellement des palpitations, des faiblesses dans les jambes, pertes d'appétit, dégoût
pour les aliments, n'en recherchant que de mauvais et d'indigestes, ayant des pesanteurs vers la
matrice, nul doute que la jeune fille ne se trouve
attaquée de pertes blanches, et mal réglée en
même temps. Il sera nécessaire de l'envoyer à la
campagne, de lui procurer de l'exercice, de la
faire monter à cheval, et surtout il sera très utile
de veiller soigneusement à ce qu'elle ne se livre
pas au funeste penchant de l'onanisme. On fera
usage avec avantage de légers purgatifs, des boissons aromatisées, des aliments toniques et réparateurs; en même temps on lui administrera, trois
fois par jour très régulièrement, de notre vin tonique contre les fleurs blanches; peu à peu l'écoulement leucorrhoïque disparaîtra, le flux périodique qui n'avait pas encore paru, ou qui était
supprimé, reparaîtra, et la jeune personne re-
viendra à vue d'œil à la santé.

La femme qui sera enceinte et attaquée de
fleurs blanches redoublera de soins et de sagesse :
on pourra sans aucun danger lui prescrire aussi
un traitement ; elle devra prendre à la fois peu

de nourriture, et y revenir plus souvent, toujours des aliments nourrissants et de digestion facile ; elle se privera tout-à-fait des boissons stimulantes ; elle évitera d'être serrée dans ses habillements, car combien ne voyons-nous pas d'avortements avoir lieu avec ces funestes corsets? Les plaisirs de l'amour lui seront sévèrement interdits ; il est à notre connaissance plusieurs femmes qui n'ont jamais guéri de la leucorrhée pour n'avoir pas voulu se priver du coït.

Voici à peu près les précautions qu'il est nécessaire de prendre quand il s'agit de prescrire un traitement au catarrhe utérin, et qui contribueront puissamment, de concert avec les remèdes thérapeutiques, à faire disparaître un écoulement toujours désagréable et bien souvent fâcheux par les suites qu'il entraîne après lui. Ce sera au praticien qui aura à traiter cette affection à savoir ajouter et défendre au besoin les choses qui lui paraîtront nuisibles à ses malades ; nous avons tracé les indications générales, notre tâche est maintenant remplie.

On s'attachera d'abord à bien reconnaître l'idiosyncrasie du sujet, et dans la leucorrhée aiguë le médecin sera sobre de remèdes, il cherchera seulement à modérer l'intensité de symptômes, et une fois qu'elle sera à l'état chronique il devra faire en sorte, autant que possible, de ranimer les organes affaiblis.

Quant, après un traitement bien administré et bien dirigé, un médecin aura eu le bonheur de triompher d'un de ces écoulements rebelles, sans continuer un régime aussi sévère, il sera bon de ne pas se relâcher, et de faire encore pendant quelque temps continuer notre traitement aux malades, sans quoi on pourrait craindre les récidives toujours fâcheuses, et cependant beaucoup trop fréquentes. Il est aussi quelquefois à propos de varier les médicaments de peur que leur prolongation n'accoutume peu à peu les organes à leur action, et finisse de cette manière par paralyser les heureux résultats que l'on était en droit d'en attendre.

Je respecte infiniment les opinions de Blatin, auteur très distingué, mais nous ne sommes pas de son avis, et ne croyons pas, comme il l'a avancé, qu'un médecin qui cherche à guérir les écoulements leucorrhoïques, chez les femmes âgées, n'expose et les jours de sa malade et sa propre réputation. Cet âge mérite sûrement qu'on ait de grands ménagements pour lui ; cet écoulement peut en effet quelquefois lui être salutaire, mais si sa force et son abondance étaient telles que la santé même de la malade fût menacée, devrait-on balancer à mettre une digue à ses maux, parcequ'un auteur aura avancé qu'on doit à cet âge respecter les écoulements? En pareil cas, nous prescrirons d'abord un régime à la malade ; nous ne chercherons pas à supprimer du premier abord son écoulement, mais seulement à le diminuer ; ensuite nous arriverons peu à peu à la guérir, et nous aurons empêché une malheureuse de s'abandonner au charlatanisme et à l'empirisme effronté, car c'est toujours par là que finissent les femmes qui ont été privées des conseils et des soins d'un médecin prudent et éclairé à qui elles en demandaient, et qui obstinément les a refusés.

Plusieurs médicaments ont été préconisés contre les fleurs blanches ; les pilules de Stahl ont joui d'une grande réputation dans le temps ; la ciguë, le basilicum sauvage, et plusieurs vins anti-leucorrhéens, nous les avons successivement mis tous en usage, sans en avoir éprouvé des effets salutaires bien marqués.

Dans la leucorrhée aiguë nous faisons fort souvent prendre à nos malades une tisane adoucissante et diurétique faite avec l'*uva ursi* et la racine de guimauve mondée, le tout édulcoré avec le sirop tartareux ; de temps en temps nous prescrivons les eaux minérales, ferrugineuses, les eaux de Sedlitz aussi, deux verres le matin, à distance de demi-heure l'un de l'autre, sont d'un très bon effet.

Dans la leucorrhée chronique nous employons fréquemment les douches, les bains d'osmazome ou gélatineux. Les douches dirigées particulièrement dans l'intérieur du vagin nous ont été très avantageuses ; les frictions sont aussi fort utiles, en ayant soin de les continuer pendant quelque temps ; mais notre vin tonique, dont nous faisons tous les jours un si grand usage, auquel nous avons déjà fait subir quelques importantes modifications depuis que nous l'employons, mérite de fixer l'attention des praticiens, qui en retireront de très bons effets lorsqu'ils voudront combattre cette affection passée à l'état chronique. Nous ne saurions trop engager les malades à en faire usage. Trois ou quatre petits verres à liqueur suffisent pendant le cours de la journée ; il n'est même pas de rigueur de suivre un traitement méthodique pendant que l'on emploie ce précieux remède, qui a la vertu de faciliter les digestions et d'exciter lentement, et par degrés insensibles, l'action organique des divers systèmes de l'économie animale, et d'augmenter peu à peu leur force d'une manière durable.

CHAPITRE XVIII.

De la leucorrhée syphilitique.

La leucorrhée syphilitique n'est rien autre chose que la gonorrhée ; elle réclame le même traitement, à quelque chose près. La gonorrhée est en général moins douloureuse chez la femme que chez l'homme, le siége n'étant pas le même. Cet écoulement a son siege dans le canal de l'urètre chez l'homme, où passe à chaque instant le liquide urinaire, qui ne laisse pas que d'irriter des parties qui sont déjà enflammées ; c'est ce qui occasione ces cuissons fortes que l'on ressent ordinairement dans le trajet de ce canal, qui est long et étroit. La constitution de la femme est différente, le méat urinaire, quoique peu large, est extrêmement court.

Plusieurs auteurs ont avancé que l'on devait toujours distinguer la leucorrhée syphilitique de la simple leucorrhée. On a cru que cette première avait constamment son siége borné aux grandes lèvres et au clitoris ; j'ai déjà démontré

la fausseté de cette assertion par des exemples ré-
pandus dans le cours de cet ouvrage ; bien souvent le siége de cet écoulement est dans le vagin
spécialement, sans que l'urètre soit tant soit
peu lésé : alors l'urine n'irrite point les parties
enflammées. Ces différentes conjectures ne seraient-elles pas bien faites pour induire en erreur
le praticien qui conseillerait à une femme, après
l'inspection des parties génitales, de ne rien
entreprendre pour se guérir, prenant pour un
écoulement leucorrhoïque ce qui serait le résultat d'un coït impur ? Si l'on soupçonne que la
masse du sang soit infectée, il ne faut point balancer à prescrire aux malades un traitement anti-
vénérien très méthodique. Les bains de vapeur
et les eaux ferrugineuses seront fort utiles, de
même que les frictions mercurielles ; on retirera
sur la fin de très bons effets du quinquina, les
purgatifs seront aussi très efficaces. Quand on
est bien assurée que la malade que l'on a à traiter est affectée du virus vénérien, il sera à propos de se servir du remède le plus énergique, que
nous employons tous les jours avec succès, le
muriate suroxygéné de mercure ou sublimé cor-
rosif, préparation la plus héroïque, et dont les
effets sont presque toujours constants. Dès que
j'ai eu à traiter des leucorrhées, et qu'elles ne

se dissipaient point avec les remèdes dont j'ai
fait mention dans le chapitre précédent, recon-
naissant l'erreur dans laquelle les malades, toujours intéressées à cacher la vérité, nous avaient
jetés, nous avons fait usage du muriate, qui, en
peu de jours, est parvenu à changer complètement l'état de la malade : nous recommandons
son usage au praticien, à des doses toujours
proportionnées à la sensibilité de chaque individu.
Les personnes faibles de constitution supportent
parfaitement le sublimé ; on s'en servira toujours
avec sagesse et modération, car il a le double
avantage de pouvoir s'administrer très secrètement et de ne pas procurer de salivation, à moins
que l'on ne l'emploie à trop forte dose, ce qui
ne serait pas sans danger. Dans ces différents
cas l'adresse du médecin doit suppléer au peu
d'éclaircissements qu'il obtient de la part des
malades, car on sait que généralement les
femmes croient avoir remporté une grande vic-
toire quand elles ont dérobé au médecin la vraie
cause de leurs maux.

Quand les malades feront le traitement indiqué pour détruire le virus vénérien, on emploiera
les sirops sudorifiques, les tisanes de salsepa-
reille, gaïac et sassafras. On ne négligera pas les
bains, les lavements et les frictions.

Lorsque la leucorrhée vénérienne sera accompagnée de douleurs de reins et ostéocopes, on recommandera les fumigations et les frictions souvent répétées, et l'on insistera sur l'usage à l'intérieur du sublimé, dont nous avons déjà démontré les effets prompts et sûrs.

Quelquefois, dans la leucorrhée syphilitique ou chronique, il n'existe plus qu'un écoulement indolent, on peut alors, sans aucune crainte, faire quelques injections dans le vagin avec l'eau et le vin, avec des décoctions de roses de Provins ou de quinquina. Les dissolutions de sulfate de zinc, d'acétate de plomb ont été employées avec succès. Si l'on se sert de gros vin du Midi, coupé avec l'eau, il est à propos d'y ajouter un peu de sucre ; si c'est au contraire avec le zinc et l'eau de rose ou de Provins qu'on fait l'injection, il est nécessaire, sur cinq ou six onces d'injection, d'ajouter un gros environ de laudanum de Rousseau, pour tempérer l'effet inflammatoire que le zinc ou l'acétate de plomb pourraient produire. La méthode perturbatrice des injections, car c'est ainsi que nous pouvons l'appeler, contribuera puissamment à ramener les membranes muqueuses à leur état primitif. Nous avouons cependant que nous sommes très réservés sur leur usage, nous ne nous en servons qu'avec crainte : nous conseillons donc aux médecins et aux malades d'agir de même.

Il est prouvé, et c'est après une grande autorité que je l'avance, le docteur Cullérier, que le mercure, pris à petite dose, ne peut point occasioner d'accidents, comme on l'a cru pendant long-temps ; et, malgré l'opinion de plusieurs auteurs vivants, nous avançons à notre tour que bien souvent les remèdes anti-vénériens ont contribué à faire disparaître des écoulements où nous ne soupçonnions pas un principe syphilitique.

Je dois faire observer qu'il est arrivé quelquefois que des femmes leucorrhoïques ont mis au monde des enfants qui se trouvaient attaqués d'ophthalmies aiguës qui pouvaient bien être dues à l'application des yeux contre les parois du vagin, continuellement baignées par l'écoulement leucorrhoïque ; ceci n'est qu'une simple conjecture: ne serait-ce pas plutôt le virus vénérien, répandu dans toute la masse du sang, qui serait cause que bien souvent nous voyons des enfants venir au monde scrophuleux ou aveugles ? Combien est coupable une mère qui sent les conséquences de cette maladie, et qui néglige de se traiter promptement, si elle ne veut pas voir le fruit qu'elle porte dans son sein être victime de ses propres erreurs !

Que de fois ne voyons-nous pas de pauvres enfants nouveau-nés ne pas pouvoir ouvrir les yeux à la lumière ! cet organe est très douloureux au moindre toucher, et une matière purulente et muqueuse s'en échappe continuellement. Un prompt traitement contribue puissamment à faire subitement diminuer les accidents inflammatoires : les collyres relâchants et calmants suffiront, pourvu qu'on ait soin d'en frotter très souvent leurs paupières. On ne fait pas assez généralement attention à ces ophthalmies qui atteignent en naissant ces êtres souffrants et malheureux ; aussi qu'en résulte-t-il ? des ulcères longs et désagréables sur la conjonctive, et plus dangereux sur la cornée transparente ; car alors la vue de l'enfant peut être compromise. Ceci doit être un avertissement pour les mères de famille, qui s'imaginent presque toujours pouvoir seules traiter ces affections, qu'elles regardent comme légères.

Avant de terminer cet ouvrage nous rapporterons quelques observations de leucorrhée que nous avons eu à traiter. Nous aurions pu rendre beaucoup plus volumineux ce traité, soit en compilant les auteurs qui ont écrit avant nous sur cette affection, soit encore en surchargeant d'observations chaque chapitre. Nous avons cru que la route que nous avons prise serait beaucoup plus agréable au lecteur; puisse nos travaux et nos veilles être couronnés de succès!

PREMIÈRE OBSERVATION.

Marie-Annette L..., âgée de trente-huit ans, demeurant dans le faubourg du Temple, vint chez moi le 15 août 1823 pour me faire part de l'état dans lequel elle se trouvait. Elle avait eu deux enfants, le dernier n'était point venu à terme; quelque temps avant son avortement elle s'était ressentie de tiraillements dans la matrice, de douleurs aux cuisses et aux aines; elle éprouvait des fatigues et lassitudes dans tout le corps, qui devinrent ensuite continuelles, et ce fut à peu près à la même époque qu'un écoulement jaunâtre, visqueux et abondant se montra par le vagin : son avortement eut lieu à trois mois; elle l'attribuait au chagrin qu'elle avait éprouvé à la perte de son mari, qu'elle aimait beaucoup, n'ayant fait aucun excès, si ce n'est qu'elle se nourrissait fort mal, n'étant pas fortunée. On voit ici que les fleurs blanches ont eu une autre cause, puisqu'elles existaient avant l'avortement.

Elle fut plusieurs fois consulter des médecins,

qui la renvoyaient toujours sans lui indiquer le moindre remède à son mal. De jour en jour elle s'apercevait qu'elle perdait le repos et l'appétit, son embonpoint et ses couleurs; ses règles étaient peu abondantes et fort souvent elle était mal réglée. Une de ses connaissances, à qui j'avais, quinze jours avant, prescrit un traitement pour pareille maladie, l'engagea fortement à venir me trouver ; elle s'y décida, et ce fut dans cet état qu'elle se présenta à moi le 15 août.

Avant d'en venir à l'exploration, je lui fis beaucoup de questions sur son état. Elle ressentait des douleurs sourdes dans le fond de la matrice, elle accusait des élancements douloureux semblables à des tiraillements qui se faisaient sentir jusque dans l'anus et la vessie. Soupçonnant toute autre affection accompagnant les pertes, je l'engageai à se soumettre au toucher; mes soupçons furent pleinement confirmés ; il existait au col utérin une tumeur des plus volumineuses qui tenait l'ouverture de la matrice déviée et béante. J'y pus facilement entrer l'extrémité du doigt. Je ne m'en tins pas là, voyant que l'écoulement partait non seulement de cette tumeur, mais encore de tout l'intérieur du vagin ; j'y introduisis le *speculum uteri*, et je fus à même de ne pas me tromper sur le diagnostic à por-

ter sur la maladie et l'état où se trouvait le col
de l'utérus. Marie-Annette m'avait déjà fait observer qu'elle redoutait singulièrement l'approche d'un homme, et que les souffrances qu'elle
éprouvait étaient la seule raison qui, depuis
fort long-temps, la faisait renoncer au coït : ceci
n'était pas de peu d'importance pour moi ; j'a-
voue que cet aveu contribua beaucoup à m'é-
claircir sur la nature du mal à la première entrevue.

Nous nous empressâmes de diminuer les accidents inflammatoires par un régime anti-phlogistique fort modéré. Les boissons adoucissantes
et diurétiques furent prises en abondance. Quant
à la nourriture, elle fut saine et en petite quantité ; au bout de quelques jours l'écoulement
devint plus abondant, sanieux et fétide, mais
nullement accompagné de prurit douloureux ;
après l'application des sangsues les élancements
et les douleurs qu'elle ressentait dans le fond de
la matrice s'étaient en partie dissipés.

Mise à l'eau de veau et de poulet, elle en fit
usage avec persévérance. Les injections qu'elle
fit avec une légère dissolution d'opium furent
très salutaires ; elles apaisaient, dès le principe,
subitement les douleurs : je les fis cesser peu à
peu et prescrivis l'usage des amers et aromati-

ques. J'eus la satisfaction au mois d'octobre de voir mon traitement parfaitement réussir. Voyant que notre malade allait tous les jours de mieux en mieux, nous la mîmes à l'usage de notre élixir contre les fleurs blanches ; elle le prit avec beaucoup de zèle et d'assiduité. A l'exploration je ne trouvai plus la tumeur ; les tissus avaient repris de la consistance, le col utérin n'était plus gorgé de sang et couvert de mucosité ; le léger suintement qui s'apercevait encore n'avait aucun mauvais caractère ; sa densité, sa couleur étaient ordinaires : quant à l'odeur, il n'en existait aucune de particulière. A cette époque, j'ai cru devoir changer tout-à-fait le régime de la malade ; nous lui avons prescrit les toniques, et conseillé de ne faire usage que d'aliments très nourrissants ; nous avons eu la satisfaction de voir l'écoulement totalement disparaître sans avoir eu recours à aucune injection.

Marie-A... L... est complètement revenue à la vie, et cependant elle était menacée d'un cancer ou d'un ulcère de matrice ; elle a repris l'appétit et retrouvé le sommeil, qui depuis long-temps fuyait sa paupière, ainsi que sa première gaieté, qui l'avait tout-à-fait abandonnée. Enfin elle se porte à présent fort bien. Si elle a eu dans le commencement de cette année un léger

écoulement, ce ne peut être qu'à la suite d'un
écart dans le régime que je lui ai prescrit, et j'ai
des raisons même pour l'affirmer : heureusement
il s'est dissipé en fort peu de temps. Cette re-
chute lui a prouvé qu'elle doit sans cesse être en
garde contre elle-même et ne pas faire d'excès
d'aucune manière.

SECONDE OBSERVATION.

Madame Louise R....d, âgée de trente ans, d'une
constitution nerveuse, très irritable, est devenue
excessivement impressionable depuis quelques
années. Sa mère me disait dernièrement qu'elle
n'avait jamais vu d'enfant se mieux porter jusqu'à
vingt ans, il n'y a que depuis cette époque qu'elle
se plaint continuellement. Elle n'a jamais eu d'enfants, et a partagé constamment son temps entre
l'oisiveté et les plaisirs ; la lecture des romans,
pour laquelle elle est passionnée, a dû singulièrement contribuer à lui donner cette exquise
sensibilité qui l'a fait trouver insupportable à
toutes les personnes qui l'entourent. Depuis
quelques années elle est aussi sujette à un écou-

lement par le vagin, qui, sans avoir fait de grands progrès, lui procure des douleurs vives et lancinantes dans toute la matrice. Quoique madame R.... ne nous en ait point fait l'aveu, nous croyons pouvoir attribuer cette extrême sensibilité et son écoulement à l'abus des plaisirs vénériens. Madame R.... est grêle, maigre, et a la peau très sèche; l'œil est très vif, et l'on y remarque aisément une tristesse qui n'est pas naturelle, qui annonce des peines secrètes. En général, chez elle, les chairs sont molles, le pouls est petit et change facilement; une simple commotion l'accélère considérablement, un moment de calme le fait retomber aussitôt, et le rend pour ainsi dire imperceptible. Les digestions se font mal, les selles sont presque nulles, les urines sont briquetées et déposent beaucoup d'albumine. Elle lit fort avant dans la nuit, toujours des ouvrages qui peuvent lui présenter des tableaux qui réveillent et ébranlent fortement sa sensibilité; aussi son sommeil est-il fréquemment interrompu par des songes pénibles; la moindre marche fatigue et essouffle notre malade au point qu'elle ne peut plus faire un pas, et qu'elle voit ses douleurs de matrice et des parties voisines augmenter considérablement.

C'est à peu près dans cet état qu'était ma-

dame R.... quand elle me fit appeler, après avoir
déjà consulté une foule de médecins qui l'avaient
abandonnée, en lui disant qu'il n'y avait rien à
faire à son état maladif, que la tranquillité seule
pouvait la rétablir. Il était nécessaire de gagner
la confiance de madame R..., femme de beaucoup
d'esprit, dont le courage était déjà fortement
ébranlé par toutes les consultations qu'elle avait
faites depuis plusieurs années, et qui sont entre
nos mains à présent; je lui citais plusieurs exemples de personnes guéries par nous, entre autres
une de ses connaissances, qui fut fort heureusement débarrassée, en fort peu de temps, d'une
ancienne leucorrhée. Après avoir rassuré son
moral sur sa maladie, j'obtins, avec peine il est
vrai, qu'elle cesserait toute lecture de romans;
elle me promit aussi de ne plus entrer dans des
colères qui nuisaient sensiblement à sa santé. On
voit que nous avions une tâche bien difficile à
remplir après une maladie de ce genre, compliquée de plusieurs affections. Sans effrayer
notre malade, je lui fis sentir combien serait
pénible par la suite son existence si elle n'ap-
portait pas promptement remède à ses maux.
Elle eut, dis-je, de la peine à se déshabituer de
toutes ces petites choses, qui ne sont rien pour
la femme raisonnable, et beaucoup pour une jo-

lie femme habituée depuis long-temps à contenter tous ses caprices. Je crus qu'il existait quelques lésions organiques de matrice graves ; heureusement nos soupçons ne furent point confirmés ; seulement madame R... avait les grandes lèvres boursouflées et enflammées, et la gauche excessivement grosse. Les douleurs qu'elle éprouvait étaient le résultat de cette inflammation générale qui depuis quinze jours environ s'était déclarée ; j'en conclus que je pourrais peut-être triompher beaucoup mieux de cette leucorrhée aiguë que des chroniques, qui ne sont accompagnées d'aucune douleur.

Madame R.... se trouvait mal des bains ; il paraît qu'elle en avait abusé : nous nous en tînmes aux fomentations et injections émollientes. Nous eûmes recours à une application de quinze sangsues aux grandes lèvres ; elle prit plus tard quelques bains de siége. Au bout de quelques jours il n'existait plus ni inflammation, ni prurit, ni boursouflement ; en revanche l'écoulement était plus abondant, sa couleur était verdâtre. Elle continua encore quelques jours son eau de poulet, où entrait quelques amandes douces ; elle substitua aux demi-bains émollients les bains gélatineux, et l'écoulement n'augmenta plus. Madame R... reprenait déjà l'appétit, qui était tous les jours fortement aiguillonné par les prises de rhubarbe, que régulièrement elle prenait. Soir et matin, et deux fois dans le jour, la malade faisait usage de notre vin anti-leucorrhéen, ainsi que des frictions sèches, pratiquées sur le dos, le pubis, et entre les cuisses ; elle se lavait aussi les parties génitales avec des décoctions de quinquina froides. En peu de temps la malade a vu ses fleurs blanches diminuer et disparaître. Madame R... engraisse à vue d'œil, les selles sont régulières, les menstrues ont aussi reparu, et son régime restaurant et tonique lui plaît infiniment. Elle fait de longues promenades sans être fatiguée, et après trois mois de traitement et de soin ; j'ai cru pouvoir un peu modifier notre régime sévère; ayant cessé tout médicament, elle a encore de nouveau aperçu un petit écoulement humoral, qui n'a duré que quelques jours, et qui s'est dissipé en faisant usage de l'elixir ou du vin tonique dont nous avons déjà parlé.

On voit par cette observation intéressante que l'écoulement leucorrhoïque affecte beaucoup le moral des femmes qui en sont attaquées, et contribue puissamment à changer en peu de temps tout l'organisme, et à leur imprimer un caractère tout différent de celui qu'elles avaient précédemment.

On nous objectera peut-être que madame R....
n'est pas guérie radicalement ; la chose est possible. Si madame R.... fait des excès dans quelque genre que ce soit, elle peut craindre de
voir cet écoulement revenir ; si, au contraire,
elle suit exactement le régime que nous lui avons
tracé, nous espérons qu'elle en est pour toujours
débarrassée. Le col de l'utérus est chez mad. R....
extrêmement resserré, et pour ainsi dire cartila-
gineux ; ne serait-ce pas ce qui en partie cause
l'état de stérilité de notre malade ? Je laisse aux
grands maîtres le soin de prononcer sur cette question, qui ne laisse pas que d'être très importante.

A cette observation je pourrais joindre toute
la correspondance que j'ai eue avec madame R...
pendant les quatre mois qu'elle est allée passer à
trente lieues de Paris pour parfaitement se remettre : ce seraient des certificats qui pourraient confirmer la vérité de cette guérison inespérée ; je
n'aurai point recours à ce charlatanisme, dont
beaucoup d'écrivains ont abusé.

TROISIÈME OBSERVATION.

Mademoiselle Louise D...., âgée de vingt-trois ans, d'une faible constitution, mal réglée, et cependant très portée au plaisir de l'amour, avait depuis plusieurs années des écoulements par le vagin, qui plusieurs fois ont varié de couleur, tantôt jaunâtre, puis blanc, et quelquefois pendant des mois entiers voyant ces pertes teintes en rouge ; alors ses règles étaient peu abondantes à l'époque menstruelle, et pour ainsi dire nulles. Livrée de fort bonne heure au coït, c'est, d'après ses propres aveux, aux excès qu'elle a faits qu'elle doit cette leucorrhée, qui quelquefois ressemble à un torrent, puisqu'elle est constamment obligée d'être garnie. Elle a de la peine à marcher ; les grandes lèvres sont excoriées, et son état l'a tellement affectée, qu'elle en a perdu l'appétit et le repos. La nuit, les douleurs et les cuissons lui paraissent beaucoup plus fortes, de même que l'écoulement. Mademoiselle L... D.... était à peu près dans cet état lorsqu'elle a réclamé mes soins, le 4 janvier 1824. Le pouls était petit, et semblait s'échapper sous le doigt ; les yeux enfoncés, agités et inquiets.

16.

Nous devions craindre toute autre affection qu'une leucorrhée , ou du moins qu'il s'y joindrait quelques lésions encore plus graves. Soumise à un régime anti-phlogistique excessivement réservé , vu l'état de débilité de la malade , nous ne voulions que dissiper promptement l'inflammation existante ; à peine quinze jours furent-ils expirés que nous avions déjà fait disparaître les douleurs qui existaient à l'hypogastre , aux lombes , aux cuisses et dans la matrice. L'exploration ne présente rien de particulier : les membranes muqueuses étaient d'un rose pâle ; le clitoris chez cette jeune personne était fort alongé , et pas assez cependant pour en faire la résection. Je lui faisais prendre tous les jours des bains d'osmazome , où elle restait le plus long-temps possible ; après en être sortie , elle se remettait une heure dans son lit. L'envie de se promener revint avec l'appétit ; elle ne souffrait plus en marchant, et déjà l'écoulement était bien moins considérable. Quoique mise à l'usage de notre liqueur , nous lui faisions de temps en temps prendre quelques légers purgatifs. La nourriture saine et réparatrice dont nous exigions qu'elle fît un usage constant, ne contribua pas peu à donner du ton à l'estomac et à la faire reprendre de l'embonpoint en peu de mois ; au point qu'à la sortie de l'hiver elle n'était plus reconnaissable aux yeux des personnes qui l'avaient vue malade et languissante. Mademoiselle Louise avait fréquemment des frissons, ils disparurent totalement. Les pilules de Sthall parurent pendant quelque temps lui faire du bien ; elles lui avaient été ordonnées dans le temps par son médecin : je ne crus pas devoir l'empêcher d'en continuer l'usage. Peu à peu l'écoulement leucorrhoïque d'un jaune verdâtre fit place à un écoulement blanc et muqueux qui disparut en peu de temps.

Le traitement de la malade, très ponctuellement suivi, car elle désirait vivement guérir, fut en mars un peu changé. Nous fîmes usage des amers et des aromatiques ; les parties génitales étaient lavées deux fois par jour avec une décoction de quinquina, quelquefois avec du vin et de l'eau simplement ; à ses repas, mademoiselle Louise prenait deux verres d'eau de Vichy. Nous avons interrompu ce régime pendant quelques jours ; les règles se sont rétablies, et ont coulé quatre jours sans que nous ayons rien fait pour les rappeler. Elles ont cessé, et les pertes blanches, qui étaient fort peu de chose, se sont aussi supprimées. Voici plusieurs mois que mademoiselle L... D... est guérie ; elle n'a plus eu à s'en plaindre ; en quatre mois nous avons vu une leucorrhée se dissiper qui était fort ancienne et qui avait été déjà attaquée avec peu de succès par plusieurs de nos confrères.

QUATRIÈME OBSERVATION.

Madame Rousseau, âgée de vingt-huit ans, avait, depuis sa dernière couche, des fleurs blanches ; elle était mère de deux enfants. Cet écoulement prenait différentes formes : d'abord il la fit beaucoup souffrir ; quelquefois il était extrêmement abondant, et d'autres fois si faible, qu'elle était persuadée qu'il allait disparaître complètement. Dans ces courts instants éclairés par des lueurs d'espérance, madame R.... reprenait son caractère gai et enjoué ; mais sa joie était de peu de durée : au bout de quelques jours elle voyait reparaître son écoulement, accompagné de douleurs gravatives plus ou moins fortes dans toute la région hypogastrique ; des tournoiements de tête, et des éblouissements fréquents, voilà quels étaient les symptômes d'un écoulement qui parfois cessait, et ensuite reparaissait avec plus d'intensité. Les seins étaient douloureux. Madame

R... avait perdu l'appétit ; elle était extrêmement maigre, et semblait être dégoûtée de la vie.

Ayant réclamé mes soins le 2 septembre 1823, d'après l'idée que lui en avait suggérée sa sœur, je la trouvai, à cette époque, à peu près dans l'état que je viens de décrire. La malade avait la ferme envie de guérir ; elle promit de se soumettre à tout, afin d'obtenir cette cure si désirée. Je lui fis entrevoir que ce serait long, mais aussi je lui donnai des espérances qui ranimèrent son courage abattu. Quelques jours après cette entrevue elle se soumit au toucher, qui ne présenta rien d'extraordinaire, si ce n'est le col utérin, qui était un peu dilaté et présentait une espèce de mollesse à son pourtour ; l'écoulement leucorrhoïque était verdâtre, n'avait point d'odeur fétide ; la malade se plaignait beaucoup de douleurs dans les lombes, aux cuisses et aux reins. Depuis environ un an, madame R... n'était pas si bien réglée ; elle avait de fréquentes irrégularités dans le flux menstruel, et à ces époques les pertes augmentaient encore ; continuellement elle ressentait des crampes et tiraillements d'estomac ; aussi elle avait totalement perdu l'appétit ; elle ne se nourrissait que d'aliments indigestes, où les acides et les épices entraient, tant son goût était dépravé. La cohabitation

avec son mari n'était plus pour elle qu'un devoir
au lieu d'un plaisir; elle se lavait plusieurs fois
par jour les parties génitales avec de l'eau chaude,
ce qui, dans les premiers temps, avait bien pu
contribuer à faire disparaître le boursouflement et l'inflammation existant aux grandes
lèvres, qui lui procuraient de fortes cuissons. Elle
continua constamment cette pratique, qui, par
la suite, ne lui fut peut-être pas aussi salutaire que dans le principe : elle faisait plus; malgré la chronicité de son écoulement, elle s'expo-
sait souvent à la vapeur des plantes émollientes,
après les avoir soumises fortement à l'ébullition,
ce qui a tellement relâché tous les tissus des parties
génitales externes et internes, que les fleurs blanches sont beaucoup plus fortes. Madame R... ne
sort que fort peu : continuellement garnie, elle
est tout entière livrée aux soins de son ménage
et à ses chagrins.

Les traits de madame R..., jeune encore, sont
considérablement altérés : mariée à dix-sept ans,
elle n'a eu qu'un seul enfant, et voici environ
huit ans qu'elle est attaquée de cette leucorrhée
rebelle : cette affection l'a considérablement
changée. Il existe une telle atonie dans tout le
système génital, que la vessie même y participe.
Elle a continuellement des envies d'uriner, et,

si elle ne contente pas promptement ce besoin,
le col de la vessie n'a pas assez de force pour
retenir le liquide, il s'échappe malgré elle. Deux
causes la forcent donc à être garnie de linges très
soigneusement; aussi fuit-elle le monde pour
être tout entière à ses souffrances et à ses incommodités.

Après avoir mis la malade dans les conditions
hygiéniques réclamées par son état, nous
avons commencé par lui indiquer un traitement
méthodique : nous nous sommes bien gardé
d'administrer à madame R... inconsidérément
des anti-phlogistiques; les amers et les toniques,
voilà les médicaments qui faisaient la base de
notre régime; il en était de même pour les aliments. Les bains gélatineux furent très salutaires,
la malade s'en trouvait parfaitement bien; elle se
livrait aussi à un exercice modéré. Malgré que
l'écoulement persistât encore, madame R...
se trouvait beaucoup mieux ; elle ne pouvait se
le dissimuler. Le quinquina à l'intérieur lui fut
fort utile, de même que la rhubarbe, qu'elle n'a
pas discontinuée pendant tout le temps de notre
traitement.

J'ai cru pouvoir, de temps en temps, ordonner l'usage à la malade des douches dirigées directement dans le vagin, sans cepen-

dant leur imprimer trop de force. Madame R... se tenait dans un bain et y restait environ une demi-heure après cette opération, qui, la première fois, lui fut un peu sensible. La douche était rendue un peu astringente au moyen de la racine de gentiane et d'absinthe qui y entraient. De bon matin elle prenait cette douche, dont nous avons chaque jour reconnu les bons effets, et faisait ensuite là-dessus une promenade une peu longue, qui ne la fatiguait déjà plus comme auparavant. Son déjeuner se composait tous les matins d'une grande tasse de chocolat, dans laquelle elle faisait entrer du sucre blanc pilé et du mercure de vie ; elle a continué pendant long-temps cette espèce de purgatif, qui lui a réussi très bien ; elle attribue même à cette poudre l'appétit qui lui est revenu depuis quelque temps. Le soir, avant de se coucher, elle prenait son verre de décoction de quinquina froide, et faisait des frictions sèches sur les lombes, les cuisses et les reins. Avant deux mois l'écoulement leucorrhoïque fut considérablement diminué et n'était presque plus rien. Un changement notable s'est opéré sur toute la personne de notre malade : elle reprit ses couleurs, entièrement passées depuis long-temps; sa gaieté est revenue, et elle recherche maintenant cette société qu'une infirmité dégoûtante la forçait de fuir depuis long-temps. Le col de la vessie avait aussi repris sa force première, et l'urine ne s'échappait plus involontairement.

Malgré l'état dans lequel se trouve la malade, nous n'avons pas cru qu'elle pût encore enfreindre notre régime sévère et salutaire en même temps; elle est résignée avec courage à continuer. Elle est toujours bien vêtue, ne sort qu'avec précaution, ne s'expose ni au froid, ni à l'humidité, et fait cependant, soit à pied, soit en voiture, de longues promenades qui lui sont d'une utilité très grande ; elle vit d'aliments sains, se couche de bonne heure, se lève matin, et continue avec méthode notre traitement. Elle a fait usage, pendant deux mois seulement, soir et matin, d'un petit verre de notre vin tonique, et maintenant elle est tout-à-fait débarrassée de ces fleurs blanches incommodes qui peu à peu la menaient au tombeau. Au moment où je transcris cette observation, madame Rousseau de M....c est entièrement guérie.

CINQUIÈME OBSERVATION.

Mademoiselle L... M...., âgée de 24 ans, nous consulta le 10 mai 1824. Elle avait un écoulement par le vagin qui n'était pas très abondant, mais qui lui procurait de violentes douleurs : la vessie était fort douloureuse ; les urines ne sortaient que difficilement et étaient fort rouges ; les grandes lèvres et l'intérieur du vagin se trouvaient enflammés et même excoriés. Mademoiselle L... attribuait cet écoulement à des fleurs blanches, qu'elle avait, disait-elle, depuis très long-temps, mais jamais accompagnées de semblables symptômes. L'écoulement lui paraît aussi avoir changé de couleur ; autrefois il était d'un blanc muqueux, et aujourd'hui il est d'un vert très foncé. Je fis plusieurs questions à cette jeune personne qui nous confirmèrent dans nos premiers soupçons ; mademoiselle L... n'avait point une leucorrhée aiguë, mais bien un écoulement syphilitique des plus violents. Nous suivîmes à peu près le même traitement que nous employons pour le catarrhe utéro-vaginal aigu. Quelques sangsues furent appliquées de chaque côté des grandes lèvres ; les bains émollients répétés, ainsi que les fomen-

tations et les boissons adoucissantes et diurétiques. En quelques jours nous eûmes la satisfaction de voir totalement tomber cette inflammation;
mais l'écoulement persistait, et même avec beaucoup plus d'abondance. La malade continua encore quelques jours le même régime ; nous lui
fîmes prendre à l'intérieur le muriate suroxygéné
à petite dose ; il ne lui fit aucun mal, ne lui procura aucune salivation , ni même de selles abondantes. Après lui avoir fait cesser le mercure,
voyant que nous pouvions arrêter sans crainte
cet écoulement, nous lui fîmes prendre soir et
matin deux cuillerées à bouche de la potion sui-
vante, qui diffère peu de la potion balsamique
de Chopart :

℞ Sirop de grande consoude , ℥ij.
   Eau de fleurs d'oranger, ℥j.
   Esprit de nitre dulcifié, ℥j.
   Eau distillée de bécabunga, ℨiij
   Alcohol , ℨij.
   Baume du Pérou , ℨij.

Elle a continué pendant environ quinze jours
cette potion, qui a entièrement dissipé cet écoulement, qui , comme les lecteurs le voient, ne
ressemblait point à des fleurs blanches ; au reste,
mademoiselle L... M... avait été assez franche

pour nous avouer qu'elle avait encouru les risques
de compromettre sa santé. On voit que nous n'a-
vons point, dans cette observation, employé le
même traitement que si nous avions eu à traiter
de simples fleurs blanches.

SIXIÈME OBSERVATION.

Une jeune femme, qui, dès ses plus tendres
années, avait été sujette aux scrophules, subit
plusieurs fois des traitements anti-scorbutiques
et anti-scrophuleux; son nez resta pendant long-
temps malade. La membrane interne étant ulcérée, l'apparition des menstrues qui survinrent
à quinze ans, peu abondamment, lui enleve-
rent cependant une partie de ses maux. Mariée
à vingt ans, elle eut successivement deux enfants; elle nourrit le premier; le second on la
porta à y renoncer, sa santé étant fort chance-
lante. Ses accouchements furent très pénibles,
et constamment suivis de pertes considérables,
ce qui épuisa considérablement cette jeune
femme. Le bas-ventre, les cuisses et les parties
génitales étaient douloureuses au toucher; le

flux blanc muqueux augmentait chaque jour.
Le 1er août 1824 son mari vint me consulter ;
il était alarmé sur l'état de son épouse : le médecin qui la soignait avait successivement employé plusieurs remèdes sans avoir obtenu un
mieux marqué.

Je me rendis le 2 au matin chez la malade ; je
la trouvai faible, maigre, et sans appétit ni sommeil ; de temps en temps elle avait des palpitations qui alternaient avec des frissons, puis à ces
frissons succédaient des chaleurs de peu de durée. Elle n'avait jamais été réglée bien abondamment, mais assez régulièrement. Depuis
son dernier accouchement, elle n'avait pour
ainsi dire pas vu de sang menstruel, les
pertes étant très abondantes. Après avoir recueilli attentivement tous les détails de la malade et des personnes qui l'entouraient, madame C...... se soumit à notre toucher. Le col
de l'utérus nous parut jouir d'une chaleur extraordinaire ; il était dur et inégal. Nous soup-
çonnâmes un commencement de squirrhe du col
utérin, et la vue confirma nos soupçons. Nous
nous servîmes journellement de l'huile de jusquiame, et d'une pommade faite avec le calo-
mélas ; nous dictâmes à notre malade un traitement intérieur, composé de boissons adoucis-

santes. La teinture d'iode fut aussi employée pendant quelque temps, mais à des doses excessivement faibles ; car on ne doit pas se dissimuler que ce médicament, qui peut devenir précieux dans beaucoup de mains, peut aussi en revanche devenir bien funeste dans d'autres : de fréquents exemples nous l'ont déjà prouvé. Nous nous en servîmes donc avec modération ; quelques gouttes seulement, chaque jour, dans une potion appropriée. Peu à peu nous vîmes l'écoulement diminuer, il perdit de son âcreté et de sa fétidité ; peu à peu aussi la malade reprit de la force et de l'appétit. Au second toucher, qui fut pratiqué au commencement de septembre, le col de l'utérus avait déjà perdu de sa dureté, la jeune malade ne souffrait plus dans le bas-ventre et la matrice. Les frictions avec l'huile de jusquiame lui faisaient le plus grand bien. Nous avons, depuis environ quinze jours, abandonné la teinture d'iode, et faisons prendre de temps en temps à la malade des infusions de camomille et de racine de gentiane coupées ; elle les prenait avec plaisir, de même que quelques petits verres de notre précieuse liqueur. Mise à l'usage des potages légers et répétés fort souvent pendant la journée, aux aliments tirés du règne végétal, à l'usage des viandes blanches et peu stimulantes,

au séjour de la campagne, madame D..... a vu
ses règles revenir ainsi que ses forces, le sommeil et l'appétit qu'elle avait tout à la fois perdus.
Cette observation, que je ne comptais point in-
sérer dans cet ouvrage, est intéressante en ce
que nous avons, pour la première fois, employé
dans notre pratique un remède pharmaceutique
qui nous sera fort utile par la suite.

SEPTIÈME OBSERVATION.

Madame L..... de T...., âgée de trente-six
ans, d'une faible constitution, mère de trois
enfants, fut atteinte de fleurs blanches à la suite
d'une couche laborieuse. A chaque accouchement, la suppression des lochies était précédée
de pertes blanches, mais ordinairement elles
disparaissaient sans faire aucun remède, et en
peu de temps. Sa quatrième grossesse fut très
pénible; elle n'avait alors que vingt-neuf ans;
elle mit au monde un enfant mort, et on la dé-
livra difficilement : il lui restait un écoulement
par la vulve, qui continua, sans interruption, de
couler; depuis cette époque, il n'a au contraire
qu'augmenté. Madame de T.... n'est plus rede-
venue grosse : mais il y a environ un an qu'à ses

fleurs blanches ont succédé des lassitudes et des douleurs gravatives dans tous les membres ; elle éprouve principalement lorsqu'elle a marché, un engourdissement général ; le coït augmente ses douleurs et son écoulement ; et la matière verdâtre qui sort continuellement par le vagin a excorié toutes les grandes lèvres.

Il existait chez cette malade un grand relâchement de la matrice : tout nous porte à croire que le dernier accouchement, qui a nécessité l'application des fers, a laissé un relâchement général des ligaments utérins. Au toucher, le col de l'utérus nous parut beaucoup plus volumineux que dans son état naturel, et ayant une propension à sortir au dehors de la vulve.

Madame de T.... ne s'est décidée à consulter que lorsqu'elle a vu que de jour en jour son état empirait ; le lit était le seul endroit où elle oubliât un peu ses souffrances ; à peine pouvait-elle se tenir debout ; le pouls était petit et fréquent ; elle avait aussi une altération continuelle. Nous employâmes d'abord le régime antiphlogistique pour diminuer les légers symptômes inflammatoires existants : en peu de temps notre but fut atteint, et les douleurs calmées. Nous prîmes une marche différente : la malade fit usage des infusions de camomille romaine et de petite centaurée; la rhubarbe, qu'elle a prise en pilules journellement, ainsi que les eaux ferrugineuses et les douches, ont non seulement contribué à dissiper cet écoulement, mais encore à redonner du ton aux organes utérins. La malade, revenue à la vie, retrouva le sommeil et l'appétit; elle se trouve fort bien du régime tonique qu'elle emploie avec persévérance; ses règles ont reparu; elle a pris, dans l'espace de quelques mois, de l'embonpoint; elle continue de temps en temps les légers évacuants, et notre élixir tonique a fait le reste. Au moment où je transcris cette observation toute récente, madame L..... de T.... est fort contente, et se porte parfaitement, quoique cependant elle aperçoive encore quelques traces d'écoulement leucorrhoïque, qui peu à peu se dissiperont.

HUITIÈME OBSERVATION.

Madame la marquise de C..... fut sujette dès son bas âge à la leucorrhée; elle ne se souvenait point d'avoir jamais été incommodée par cet écoulement, qui, il est vrai, était peu de chose. Cependant, peu à peu il a augmenté, et depuis plusieurs années elle éprouve un prurit incommode dans l'organe utérin , un sentiment d'ardeur en urinant , des douleurs gravatives aux cuisses , aux reins et aux lombes ; le fond de la matrice lui est aussi très sensible au toucher. Plusieurs fois elle a consulté sur cet écoulement : on lui a répondu qu'il n'y avait rien à faire ; que quant à ses douleurs , elles étaient rhumatismales , et que les bains et les frictions les dissiperaient peu à peu.

Madame de C..... est âgée de quarante-deux ans ; son état de langueur augmente sensiblement ; les tiraillements d'estomac se faisaient sentir bien plus fortement ; l'écoulement menstruel, devenu bien moins considérable qu'auparavant, est aussi fort irrégulier, puisqu'elle reste plusieurs mois sans perdre en rouge ; l'appétit est totalement dépravé ; les mets indigestes et peu nourrissants sont ceux qu'elle préfère ; la plus grande tristesse s'est emparée de la malade ; aussi la première règle de conduite que nous avons eu à tenir auprès de madame de C..... a été de ranimer son courage abattu , et de rappeler l'espérance au moment où elle semblait s'éteindre à jamais. Le changement qui chaque jour s'opérait en elle, jetait dans la consternation tous ceux qui entouraient cet être souffrant.

Deux praticiens consultés de nouveau, car plusieurs médecins distingués de la capitale le furent tour à tour, dictèrent des traitements différents, et n'insistèrent pas à visiter les parties naturelles de la malade, qui s'y refusait constamment par un sentiment de pudeur mal entendu. La campagne, les eaux et le lait d'ânesse, dont on a fait usage depuis l'espace de cinq ans, n'ont amené aucun changement à son état; au contraire, il est empiré, et paraît même désespéré.

Consulté au commencement d'octobre 1824, à son retour d'un voyage qui lui avait été conseillé au printemps, et qu'elle avait fait avec la plus grande peine, souffrant beaucoup, je trouvai madame de C..... fort pâle; le pouls était petit et concentré; elle éprouvait des bouffées de chaleur qui lui montaient à la tête, et puis redevenait subitement d'une pâleur extrême; elle éprouvait aussi de fréquents maux de tête; l'écoulement, depuis un an, était plus abondant; il est âcre et fétide, et procure à la malade de fortes cuissons; de temps en temps, des difficultés d'uriner se font ressentir; les selles se font mal; elle n'y va même pas sans avoir recours aux remèdes. Depuis long-temps le coït n'a plus d'attrait pour elle , puisqu'il ne lui procure que douleur ; aussi y a-t-elle renoncé : madame de C..... n'a jamais goûté la douceur d'être mère ; la moindre marche exaspère ses douleurs ; la voiture même lui est insupportable.

Le pronostic à porter dans cette affection nous parut de suite fort fâcheux. Madame la marquise de C....., soumise au toucher, poussa un cri involontaire lorsque nous promenâmes le doigt indicateur sur le col utérin , qui nous parut dur et saillant, et fort douloureux à la moindre pression : la main gauche seule, appliquée sur les parois abdominales, procurait de la douleur à la malade. Après cette exploration, que nous ne voulûmes pas prolonger, de peur de la fatiguer, nous promettant d'y revenir, nous examinâmes attentivement la matière sécrétée; elle était ichoreuse et fétide ; quelques stries de sang paraissaient même s'y joindre : nous ne pûmes plus douter qu'il n'existât une désorganisation plus ou moins considérable de l'organe utérin.

Tous nos efforts furent dirigés vers les parties génitales enflammées ; nous parvînmes à calmer l'irritation générale avec les bains émollients , quelques applications répétées de ventouses sur

les seins , les fomentations émollientes sur l'abdomen ; nous faisions porter des cataplasmes de
farine de lin et de morelle jusque sur le col de l'utérus ; le régime diététique sévère auquel la malade
fut astreinte ne contribua pas peu à faire disparaître cette grande inflammation et les obstructions auxquelles madame de C..... était sujette.
L'écoulement, toujours aussi abondant, changea
cependant de nature et de couleur; il n'était plus
si fétide ni aussi épais ; il n'y avait plus de stries
sanguinolentes ; les injections toniques et les
fondants à l'intérieur ont été suivis des plus heureux résultats ; le secours des douches, dirigées
dans le vagin, a peu à peu dissipé l'engorgement du col utérin ; nous n'avons point négligé les pédiluves chauds et même légèrement
irritants ; l'application alternative de vésicatoi-
res aux bras et aux cuisses a achevé ce que
nous avions si heureusement commencé. Madame de C..... a banni tous les aliments échauffants de sa table , viandes noires et fumées , épi-
ceries , café et liqueurs spiritueuses , etc., etc.;
elle ne se nourrit que de végétaux , fruits , chair
d'animaux adultes , légers poissons, et viandes
blanches ; point de vin ; pour boisson elle prend
des infusions de camomille romaine, même à ses
repas.

Madame la marquise de C....., avec du ménagement, sera bientôt entièrement rétablie.

FIN.

TABLE DES MATIÈRES.

FIN DE LA TABLE.